Bewährte Naturheilverfahren bei
Herz-Kreislauf-Erkrankungen

Gerhard Leibold
Dr. med. Otto Wolff

Bewährte Naturheilverfahren bei

Herz-Kreislauf-Erkrankungen

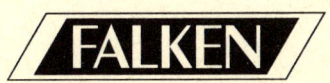

Im FALKEN Verlag sind weitere Titel zur Fernsehserie
»Natur und Medizin« erschienen:
»Bewährte Naturheilverfahren bei Migräne und Schlafstörungen«
(Nr. 1081)
»Bewährte Naturheilverfahren bei Krebs« (Nr. 1082)
»Bewährte Naturheilverfahren bei Asthma und Bronchitis« (Nr. 1083)

CIP-Titelaufnahme der Deutschen Bibliothek

Wolff, Otto:
Bewährte Naturheilverfahren bei Herz-Kreislauf-Erkrankungen/
Otto Wolff; Gerhard Leibold. – Niedernhausen/Ts.: FALKEN, 1990
   (Neue FALKEN Bücherei)
   ISBN 3-8068-1084-2
NE: Leibold, Gerhard:

ISBN 3 8068 1084 2

© 1990 by Falken-Verlag GmbH, 6272 Niedernhausen/Ts.
Titelbild: Reinhard-Tierfoto, Heiligkreuzsteinach-Eiterbach
Satz: Dinges + Frick, Wiesbaden
Druck: Wiesbadener Graphische Betriebe GmbH, Wiesbaden

817 2635 4453 62

Inhaltsverzeichnis

Zum Geleit

Als dem ZDF vor fünf Jahren der Vorschlag gemacht wurde, eine Sendereihe über Naturheilkunde zu produzieren, war es eigentlich nur eine Frage der Sendezeit, um diesen Vorschlag in das Programm aufzunehmen. Denn es kann kein Zweifel sein, daß eine derartige Publikation notwendig ist. Die Gesundheitsinformation hat im ZDF eine Tradition, die in die früheste Zeit des Senders zurückreicht. Dieses Thema aber erforderte eher eine Serienproduktion, und deswegen wurde sie ins »Bildungsprogramm« übernommen, das heißt in den Bereich der Redaktion des ZDF, die für Dokumentationen über Serientermine verfügt. Das große Interesse, das die damaligen Sendungen gefunden haben, hat uns veranlaßt, nun eine neue Sendereihe zu produzieren und in unser Programm aufzunehmen.

Das Thema ist vielfach der Anlaß, eine Kontroverse auszutragen zwischen der »Schulmedizin« und anderen Heilpraktiken, die seit unvordenklichen Zeiten von Generation zu Generation weitergegeben wurden – als Hausrezepte der Großmütter, als Spruchweisheiten, als Erfahrungsschatz von Kräuterweiblein, als Volksbrauch, Mönchsweisheit etc., aber auch als Quacksalberei. Die »Schulmedizin« früherer Jahrhunderte hatte ein entspannteres Verhältnis zur Naturheilkunde. Lange Zeit sah sie ihre Hauptaufgabe darin, die alten Erfahrungen zu sammeln und zu systematisieren. Doch sie hatte ebenso gegen Scharlatanerie und Quacksalberei anzukämpfen.

Auch die Ärzte unserer Großväter hatten wenig Bedenken, die generationenalten Erfahrungen der Heilpraxis in ihre Behandlung, wie sie sie auf den Universitäten gelernt hatten, einzubeziehen.

Die harte Frontstellung der »Schulmedizin« gegen die Naturheilkunde ist mehr eine Erscheinung unserer Zeit. Die strenge staatliche Aufsicht über den Gesundheitsdienst ist ohne Frage eine wichtige Errungenschaft des modernen Staates. Aber Staat bedeutet Macht, und Macht bedeutet Lobby. Und wo Geld im Spiel ist, da ist die Lobby schnell besetzt und umkämpft. Und der, um den es eigentlich geht, der Patient, hat in dieser Lobby kaum einen Platz. Dabei kann es nur ein Ziel geben: die Gesundheit, und zwar als Gesunderhaltung des Gesunden, als Genesung des Kranken und als Hilfe bei Geburt und Tod. Es kann nicht unsere Aufgabe als Journalisten sein, uns in diese Kontroverse der Fachleute einzumischen. Oft genug erweckt die Auseinandersetzung den Eindruck, als lasse man die Sachlichkeit ein wenig außer acht. »Wer heilt, hat recht.« Nach diesem Prinzip sollte eigentlich ein ausgewogener Standpunkt gefunden werden können.

Natürlich kann man gereizte Reaktionen verstehen, wenn sich weite Bereiche des Gesundheitswesens bei uns mit großen Investitionen auf bestimmte Methoden festgelegt haben. Es gibt ja Industriezweige, die geneigt sind, den guten Gesundheitszustand der Bevölkerung am Ansteigen ihrer Umsatzkurven abzulesen. Da reizt es den Journalisten, die Absurdität aufzuzeigen, die in dem Versuch steckt, alle Zeitgenossen zu irgendwelchem Tablettenkonsum zu bewegen, alle irgendwie zu Patienten zu machen. Es reizt den Journalisten, laut auszusprechen, wenn Gesundheit am Medikamentenverbrauch und an Behandlungskosten gemessen und die wirkliche Gesundheit, die keiner Behandlung bedarf, als drohende Konjunkturflaute befürchtet wird. Ebenso reizt es den Journalisten, Scharlatanerie aufzudecken, davor zu warnen, andererseits aber die Menschen aufzufordern, die Diagnose- und Therapieangebote der modernen Medizin in Anspruch zu nehmen. Es besteht, weiß Gott, Grund, zu warnen vor phantastischen Versprechungen und vor allzu naiver Gläubigkeit, die eine sachgerechte Diagnose und Behandlung verhindern.

Im Augenblick scheint es aber wichtiger zu sein, Ausgleichsmöglichkeiten aufzuzeigen, Kombinierbarkeiten, Vereinbarkeiten, den Unsinn des »Entweder-Oder« darzulegen. Warum denn Entweder-Oder? »Wer heilt, hat recht.« Vor hundert Jahren haben die Ärzte doch auch Schulmedizin mit Naturheilkunde verbunden. Und in jedem Heilbad geschieht das bis zum heutigen Tag. Unsere Zuschauer sind in der Mehrzahl eher Patienten als Ärzte. Sie wollen keinen Gelehrtenstreit, sondern Übersicht und eine harmonische Behandlung.

Deswegen wurde der Titel formuliert: »Natur und Medizin«. Und da wir uns auf die Kontroverse nicht einlassen wollten – wir sind ja keine Mediziner –, sind wir mit unseren Methoden an das Thema herangegangen: mit der Reportage. Die Sendungen sind Reportagen aus verschiedenen Häusern, Kliniken, Sanatorien, in denen approbierte Ärzte, also »Schulmediziner«, die Naturheilmethode kennen und sie voll und ganz in ihre Therapie einbezogen haben. Patienten und Ärzte berichten von ihren Erfahrungen.

Die Auswahl der Häuser geschah nach produktionstechnischen Gesichtspunkten. Es handelt sich also nicht um »erste Häuser«, um »Spitzenkliniken«, Reklame für bestimmte Häuser soll unbedingt vermieden werden. Es gibt viele Häuser, in denen Gleiches oder Ähnliches geleistet wird, auch mit gleichem Erfolg. Die Fernsehzuschauer sollen nur einen Eindruck gewinnen von dem, was in diesen Häusern geschieht. Interessenten können ein Verzeichnis dieser Häuser und Institutionen anfordern bei: Zentrum zur Dokumentation für Naturheilverfahren e.V., 4300 Essen 1, Hufelandstraße 56, Tel. (02 01) 74 55 51.

Natürlich sind 30 Minuten Fernsehen zu wenig, um zu einem Thema alles zu sagen, was zu sagen wäre. Deswegen bin ich den Autoren dieses Buches, Gerhard Leibold und Dr. med. Otto Wolff, dankbar, daß sie aus ihrer Erfahrung und Fachkenntnis unsere Fernsehsendung ergänzt und so für den praktischen Gebrauch vervollständigt haben. Und ich bin dem FALKEN Verlag dankbar, daß er dieses Buch hergestellt hat. Gerade in diesem Fall braucht der Zuschauer ein Begleitbuch. Denn das steht fest: Nicht der Arzt produziert die Gesundheit, sondern der Patient selbst muß sie wiederherstellen aus der Kraft »seiner Natur«. Der Arzt und die Medikamente können ihm dabei höchstens helfen.

Mainz, August 1989
Walther Schmandt

Vorwort

Vielfach existiert heute der Wunsch, »mehr« über die Medizin zu wissen. Das entspricht dem natürlichen Bedürfnis des Menschen nach Selbsterkenntnis und nach der Frage: Was ist eigentlich der Mensch? Viele Menschen sind auch verunsichert durch Nebenwirkungen oder Schädigungen von Medikamenten. Oft besteht zudem eine zumeist unbewußte Abneigung gegen die »Apparatemedizin«, da deren Funktion, Sinn und Zweck nicht durchschaubar erscheint, obwohl doch die Erfolge gerade dieser Medizin offenkundig sind. Noch nie gab es so wirksame Medikamente wie heute. Wenn dennoch eine gewisse Abneigung gegen diese Art von Medizin bzw. Medikamenten besteht, dann hilft es nur, Klarheit zu schaffen, zu durchschauen, wie die Medikamente wirken, wann sie vonnöten sind, aber auch die Grenzen ihrer Wirksamkeit zu erkennen.

Wenn sich viele Menschen heute aus diesen Gründen beispielsweise an die Naturheilkunde, Homöopathie oder östliche Praktiken wenden, so gilt für diese Heilverfahren dasselbe, es ist nötig, sie durchschaubar zu machen. Gelingt dies, dann kann es keinen Gegensatz mehr zwischen der »Schulmedizin« und anderen Heilverfahren geben. Dazu gehört es allerdings, von einem erweiterten Gesichtspunkt aus die Eigenarten und Ziele der jeweiligen Bestrebungen zu erkennen. Dann ist es sinnlos zu fragen, was »besser« ist; ebenso wird erkennbar, daß die Frage völlig irreführend ist, welches Verfahren oder Medikament rascher hilft.

Die Sendungen des ZDF dienten dazu, objektiv über Kliniken und Heilverfahren sowie Medikamente zu berichten, die die ärztlichen Behandlungsmöglichkeiten erweitern können. Um die Heilverfahren zu verstehen und zusammen mit Medikamenten richtig anwenden zu können, ist allerdings ein eingehendes Studium nötig – genauso wie das der Medizin, das die betreffenden Ärzte der Kliniken alle absolviert haben. Es kann sich deshalb keinesfalls um irgendeine Ablehnung der offiziellen Medizin handeln, sondern um deren aus erweiterten Gesichtspunkten abgewandelten Einsatz und der Ergänzung durch andere Verfahren, die einen anderen Ansatzpunkt haben. Hierfür kann diese Schrift eine erste Orientierung sein.

Dr. med. Otto Wolff

Das Herz-Kreislauf-System – die anthroposophische Sichtweise

Dr. med Otto Wolff

Die Herzfunktionen

Herr Doktor, meine Pumpe tut's nicht mehr! Mit einem Fingerzeig auf das Herz erklärt der Patient dem Arzt seine Beschwerden. Das ereignet sich wohl fast täglich in jeder Sprechstunde, und jeder Laie – und auch Arzt – glaubt, Kurzatmigkeit, Leistungsschwäche, blauverfärbte Lippen usw. dadurch erklären zu können, daß der Motor Herz das Blut nicht mehr richtig durch den Körper pumpt. Vielleicht hat aber derselbe Patient kurz vorher einen Brief geschrieben, in dem er zum Beispiel einem Freund »von ganzem Herzen« alles Gute wünscht. Ja, vielleicht hat er den Brief geschlossen mit »herzlichen« Grüßen. Weder diesem noch anderen Menschen fällt aber auf, daß hier ein merkwürdiger Widerspruch vorliegt: Die »Herzlichkeit« ist gewiß eine seelische Eigenschaft. Wie soll eine Pumpe eine Seele haben? Wenn aber das Herz eine Pumpe ist, dann hätte der Schreiber des Briefes ebensogut »wissenschaftlich« sagen können: »Von ganzer Pumpe wünsche ich Dir« usw. Wie kommt es zu diesem ganz offensichtlichen Widerspruch?

Wo sitzt eigentlich die Seele? In welchem Organ wirkt der Geist? Wann beginnt das Leben? Warum wird Herr A. herzkrank, Herr B. aber leberkrank und Herr C. nierenkrank? Diese Fragen berühren zutiefst das Wesen des Lebens, der Seele, des Geistes und des Schicksals. Aber gerade deshalb sind die Antworten darauf wenig befriedigend, weil man diese Grundfragen naturwissenschaftlich nicht beantworten kann. Die Naturwissenschaft gilt heute als »exakt«. Deshalb kennt man heute zahlreiche Einzelheiten, sogar so viele, daß es schwierig ist, einen Überblick zu bekommen.

In früheren Zeiten war dies selbstverständlich anders. Da kannte man genau diese Zusammenhänge, aber nicht die Einzelheiten. So existierte zum Beispiel im alten Ägypten, also vor mindestens 5000 Jahren, eine Redewendung: »Sein Herz war nicht bei ihm«. Man sagte dies, wenn jemand zum Beispiel gestohlen, gelogen oder einen anderen moralischen Fehltritt begangen hatte. Im Alten Testament findet sich der Satz: »Ich will ein neues Herz in Euch geben, will das steinerne Herz wegnehmen und ein fleischernes geben.«

Auf der ganzen Welt, zu allen Zeiten und bei allen Völkern gab es das unmittelbare Erlebnis, daß mit dem Herzen der ganze Mensch eng verbunden ist. Lediglich im Sprachgebrauch hat sich dieses Wissen erhalten. Statt »mit ganzem Herzen« könnte man eben auch sagen: »mit meinem ganzen Wesen«, das heißt, der ganze Mensch steht hinter dieser Aussage, nicht nur ein Teil.

Wie kamen die Menschen in früheren Zeiten zu dieser Einsicht? Ganz gewiß nicht durch anatomische Betrachtung. Niemals hat man im Altertum eine Leiche seziert, aber dennoch wußte man über die Lage der Organe, ja ihre Funktionen Bescheid. Dies ist um so erstaunlicher, da der gesunde Mensch seine Organe ja überhaupt nicht spürt. So wußten zum Beispiel die Griechen, daß das cholerische Temperament mit der Galle zusammenhängt, das phlegmatische aber mit der Schleimbildung, genauer gesagt mit der Leberfunktion; das sanguinische mit dem Blut und das melancholische mit einer besonderen Bildung von dunkler Galle. Alle diese Einsichten sind nicht etwa durch experimentelle Untersuchungen gewonnen worden, sondern waren echte Imaginationen, das heißt geistige Erlebnisse, über die die Menschen dazumal noch verfügten. Im Laufe der Menschheitsentwicklung ging diese Fähigkeit verloren. Die Erinnerungen daran existieren nur noch in der Tradition, der Volksmedizin oder – wie die Beispiele

gezeigt haben – in der Sprache. Dafür untersuchte man später, insbesondere mit der aufkommenden Naturwissenschaft, also etwa seit dem 16. Jahrhundert, die körperlichen Erscheinungen.

Öffnet man an einer Leiche das Herz, so sieht man ein vierkammeriges System mit zu- und abgehenden Gefäßen. Im allgemeinen gilt William Harvey als Entdecker des Blutkreislaufes und als derjenige, der die heutigen Vorstellungen davon begründet hat. Vor ihm jedoch hat schon Miguel Servet, der 1553 auf dem Scheiterhaufen verbrannt wurde, in einer bibelkritischen Arbeit (»Christianismi restitutio«) den kleinen Kreislauf genau beschrieben.

Harvey beschreibt aber keineswegs eine Pumpe, sondern vergleicht Herz und Kreislauf mit der Kreisbewegung des Wassers auf der Erde, das aus dem erwärmten Erdreich aufsteigt, im Regen verdichtet wird und sich wieder an den tiefsten Punkten der Erde als See sammelt:

»So ist das Herz der Urquell des Lebens und die Sonne der kleinen Welt, so wie die Sonne im gleichen Verhältnis den Namen Herz der Welt verdient.«

Harvey betrachtet den Blutkreislauf also nicht rein mechanisch, sondern im Zusammenhang mit der Erde und dem Kosmos, genauer: der Sonne. Damit schließt er an ein uraltes Wissen der Menschheit an, daß das Herz mit den Kräften der Sonne zusammenhängt, was sich durch die moderne Geisteswissenschaft durchaus bestätigen läßt.

Erst als man den Zusammenhang mit dem Kosmos, der dem Astronomen Johannes Kepler noch durchaus geläufig war, völlig negierte und sich lediglich auf die anatomischen Gegebenheiten beschränkte, fanden auch entsprechende Vorstellungen Eingang in das Denken über den Menschen und die Funktionen des Herz-Kreislauf-Systems. So ist tatsächlich jede Seite des Herzens ziemlich genau wie eine Pumpe gebaut, mit zwei Klappen und einem Druckkessel. Dennoch waren es gerade Herzspezialisten, die immer wieder einmal darauf hinwiesen, daß es Phänomene gibt, die mit den mechanischen Vorstellungen nicht vereinbar sind. Nach schweren Herzklappenerkrankungen zum Beispiel können die Herzklappen völlig vernichtet sein – trotzdem lebt der Mensch weiter, wenn auch schlecht. Wäre das Herz »nur« eine Pumpe, dann könnte der Mensch nicht mehr leben, denn eine Pumpe ohne zwei Klappen hat überhaupt keine Förderleistung mehr. Erst in den letzten Jahrzehnten sind experimentelle Untersuchungen durchgeführt worden, die völlig neue Einblicke in die Herzfunktion gebracht haben.

So hat zum Beispiel der polnische Herzchirurg Manteuffel-Szoege beobachtet, daß beim Hund die Blutzirkulation nach vollständiger Ausschaltung der Herztätigkeit sogar noch zwei Stunden nach dem Herzstillstand bestand, allerdings wesentlich langsamer, wenn für genügend Sauerstoffzufuhr zum Blut gesorgt wurde. Er kommt zu dem Schluß, daß das Blut eine eigene Bewegungsenergie besitzt, die sich als ein grundlegender Faktor der Blutströmung erweist.

Seit über 200 Jahren kennt man die mechanische Seite der Herzfunktion, ohne weitere Fragen zu stellen. Ohne mechanischen Antrieb keine Bewegung! Das klingt plausibel, aber wie kommt der Saft im Baum auch nur 20 m hoch? (In Amerika gibt es Bäume, die über 100 m hoch sind!) Der geistreiche Engländer Ruskin schrieb dazu ein treffendes Bonmot: »Newton hat uns erklärt – oder zumindest war das einmal die Meinung – was den Apfel fallen macht. Nicht aber ist ihm eingefallen, eine Erklärung der entsprechenden, aber unendlich viel schwierigeren Frage zu suchen, nämlich wie der Apfel zunächst hinaufgelangt!«

Die Einzelheiten und Zusammenhänge dieser Phänomene, die ein völlig neues Verständnis der Herzfunktion ermöglichen, können in diesem Rahmen natürlich nicht dargestellt werden. Wichtig ist es aber zu sehen, daß der organische Bau des Herzens als Grundlage für die seelische und geistige Funktion des Menschen dient.

Das Herz als seelisches Organ

Daß die Seele des Menschen im Gehirn, genauer im Zwischenhirn, zu suchen sei, ist ein Vorurteil der heutigen Zeit, zumal man heutzutage glaubt, das Gehirn sei das wichtigste Organ des Menschen. Diese Anschauung ist zeitgebunden. Jeder kann sich davon überzeugen, daß die Seele tatsächlich im ganzen Körper ist. Wenn einem jemand auf die Zehe tritt, ist sie vor allem dort lokalisiert, bei Zahnschmerzen in dem betreffenden Zahn usw. Gerade durch diese Konzentration an einem Ort fehlt sie dann woanders. Deshalb kann man bei starken Zahnschmerzen oder auch einer Kolik nicht denken. Da die Seele des Menschen aber sehr vielseitig ist, ändert sich ihr Verhältnis zu den betreffenden Orten oder Organen.

Wann ist sie besonders im Herzen tätig? Das kann jeder Mensch erleben, der (noch!) über ein gesundes Gefühlsleben verfügt. »Das Herz hüpfte ihm vor Freude« ist ebenso Ausdruck einer seelischen Wirkung wie »Er starb an gebrochenem Herzen«. Das Herz reagiert also auf Freude und Schmerz. Man darf aber auch in diesem Zusammenhang das Herz nicht isoliert betrachten, sondern Herz und Kreislauf sind eine Einheit und aufeinander angewiesen. Deswegen ist ebenso deutlich die seelische Einwirkung auf den Kreislauf festzustellen. In der Alltagssprache sagt man dann beispielsweise, wenn jemand eine Zusage gemacht hat und sie wieder zurückzieht: »Er hat kalte Füße bekommen«. Das ist eine durchaus richtige Beobachtung! Warum aber werden die Füße kalt? Weil sich das Blut aus der Peripherie in das Zentrum zurückzieht. Und dies ist nur Ausdruck der Tatsache, daß sich der ganze Mensch seelisch in sein Schneckenhaus zurückziehen möchte. Dahinter steht eine andere seelische Qualität, nämlich die Angst, die allerdings oft im Unbewußten bleibt. Selbstverständlich ist die Durchblutung von Händen und Füßen bzw. auch des Gehirns sehr komplex geregelt und natürlich von der Temperatur abhängig. Aber auch die Temperatur darf man nicht nur nach dem Thermometer messen. Es kann zum Beispiel jemand in seinem ganzen seelischen Verhalten kühl sein, es läßt ihn alles kalt (heute sagt man natürlich, er ist »cool«). Durchschaut man dies, dann ist es kein Wunder, daß solch ein Mensch mit der Zeit nicht nur kühl wirkt, sondern es auch wird.

Wer sich in sein Schneckenhaus zurückzieht, bewirkt zugleich eine passive Lebenshaltung sowie Inaktivität. Angst kann lähmen und damit jede Tätigkeit ausschließen. Ausdrücke wie »vor Schreck erstarrt« weisen darauf hin. Demgegenüber wird ein aktiver Mensch, der sich einsetzt, der etwas tut, warm. Er erzeugt Wärme und bringt diese auf den Wegen des Blutes bis in die Peripherie seines Körpers. Bis zu einem gewissen Grad gehört aber zu jeder Tätigkeit, jeder Aktivität ein gewisser Mut. Dieser »befeuert« den ganzen Menschen, der sich für etwas »erwärmt« und dadurch tatsächlich seinen ganzen Kreislauf anregt. Die geschilderten Erlebnismöglichkeiten der Seele, wie Freude und Schmerz, Angst und Schreck, Aktivität und Passivität, hängen also zutiefst mit dem Herz-Kreislauf-System zusammen. Dies verhält sich bei Tieren genauso. Das menschliche Herz reagiert aber nicht nur auf seelische Empfindungen, sondern hat darüber hinausgehende Aufgaben.

Das Herz als geistiges Organ

Ein wirkliches Verständnis der Herzfunktion und der Krankheiten des Herzens ist nur möglich, wenn man einsieht, welche Bedeutung dieses Organ speziell für den Menschen hat. Die meisten typischen Herzkrankheiten kann man zwar beim Tier künstlich erzeugen, sie entstehen bei ihm aber nicht von selbst. Offensichtlich liegen hier besondere Verhältnisse vor. Um sie zu verstehen, ist es zunächst nötig, klar zu unterscheiden, daß das Tier selbstverständlich eine Seele hat, die sich – wie schon erwähnt – in Freude und Schmerz äußert. Der Mensch aber unterscheidet sich vom Tier dadurch, daß er einen selbständigen individuellen Geist besitzt, der die Seele benutzt bzw. beherrscht. Im letzteren liegt die Problematik. Gibt sich der Mensch nur seinen Bedürfnissen, Wünschen und Leidenschaften hin, so unterscheidet er sich nicht nennenswert vom Tier. Er kann im Gegensatz zu diesem aber die Seele lenken. Es ist eben ein Unterschied, ob sich ein Mensch für eine Sache nur erwärmt oder begeistert. Begeist-ern kann man sich nur für etwas, was einem wirklich »am Herzen liegt«. Das heißt aber wiederum, daß man sich damit als ganzer Mensch mit seinem ganzen Wesen, mit seinem Ich, also mit seinem Geist, verbinden kann. Das Tier handelt instinktiv, so wie es für sich selbst bzw. für die Tiergruppe nötig oder wichtig sein kann. Das kann der Mensch natürlich auch. Er kann aber auch darüber hinausgehen. Er kann beispielsweise seinen Egoismus überwinden und zur »Barmherzigkeit« gelangen, sogar gegen jede Logik, die ihm zum Beispiel sagt, daß es nützlicher wäre, an sich selbst zu denken als an irgendeinen wildfremden Hilfsbedürftigen. Mit Recht hat man in alter Zeit erkannt, daß diese menschliche Handlung aus dem Herzen kommt, eben als Barmherzigkeit, während die Logik eindeutig ein Produkt des Gehirns ist. Wieder sind die Beziehungen zu Wärme und Kälte offensichtlich: Die Logik ist kalt und muß es auch sein, das Herz aber ist mit den Kräften der Wärme, der Aktivität verbunden. Zu dieser Art von Aktivität gehört aber Mut, der darin besteht, die Angst zu überwinden. Wer keine Angst hat, mag leicht mutig erscheinen. Er ist es aber nicht. Wer aber seine Angst überwindet, ist »beherzt«, zum Beispiel weil er sich für eine Sache begeistert. – Natürlich gibt es auch erbarmungslose Menschen, die ein »Herz aus Stein« haben. Sie benutzen nur ihren kalt berechnenden Verstand, der ohne weiteres sogar als hohe Intelligenz erscheinen mag.

Im übrigen ist tatsächlich durch genaue Messungen festgestellt worden, daß tatsächlich die Wärmebildung im Herzen am größten ist. Selbstverständlich bildet auch jeder Muskel bei Tätigkeit Wärme, wobei Sauerstoff verbraucht wird, am meisten Wärme bildet jedoch das Herz. Damit hängt auch zusammen, daß der Sauerstoffbedarf des Herzens außerordentlich hoch ist, was für die Entstehung von Krankheiten eine große Rolle spielt, wie noch zu besprechen ist. – Man könnte sagen, daß das Herz im Gegensatz zu anderen Muskeln »ununterbrochen« tätig ist. Das ist jedoch keineswegs der Fall, wie wir sehen werden.

Das Herz als Wahrnehmungsorgan

Im Herz-Kreislauf-System können sich Gefühle, zum Beispiel Freude, Schmerz und Angst äußern. Es ist wichtig zu erkennen, daß diese Vorgänge auf der Gefühlsebene angesiedelt sind. Diese Ebene hat zu Herz und Kreislauf eine besondere Beziehung. Sie kommt dem Menschen zwar zu Bewußtsein, aber nicht so klar wie ein logischer Gedanke. Dieser gehört offensichtlich zum Gehirn, das ein Teil des Nerven-Sinnes-Systems ist, dem klaren Denken dient und dem wir auch das Bewußtsein verdanken.

Die organische Grundlage der Gefühle ist das rhythmische System, in erster Linie die Herzfunktion, während der Wille mit dem Stoffwechselsystem des Menschen verbunden ist. Man kann mit Rudolf Steiner – dem Begründer der Anthroposophie – von einer Dreigliederung des menschlichen Organismus sprechen. Diese Betrachtungsweise ist ein Ergebnis seiner langjährigen geisteswissenschaftlichen Forschungstätigkeit und kann ein Schlüssel zum Verständnis der Zusammenhänge zwischen geistig-seelischen Fähigkeiten und dem Körper sein. Studiert man diese Zusammenhänge, so ist ganz klar, daß alle die genannten seelischen Äußerungen halbbewußt sind.

Gerade Angst kann einen Menschen überfallen, ohne daß er in der Lage wäre, zu sagen, wovor er eigentlich Angst hat. Mit Vernunft ist dem nicht beizukommen. Mehr oder weniger gilt dies hinsichtlich der ganzen Lebenseinstellung auch für Freude und Schmerz: Es hat keinen Sinn, einem Menschen zu erklären, daß er keinen Grund zur Trauer hat oder irgendeine Verletzung nicht sehr weh tun kann. Sein Gefühlsleben eine Stufe unterhalb des Bewußtseins sagt ihm etwas anderes. Das mittlere, rhythmische System im Menschen nimmt die aus dem Kopf entspringenden Gedanken wahr und wägt sie im Gefühlsbereich ab. Deshalb kann man durchaus bei einem zwingenden logischen Schluß sagen, daß er insgesamt nicht stimmt. Das gleiche gilt für einen Willensimpuls, der aus der Tiefe heraufdrängt. Auch dieser Willensimpuls wird vom Herzen gefühlsmäßig geprüft, ob er zu verantworten ist oder nicht. Das Herz ist eben nicht nur physisch im Zentrum des Menschen, sondern hat auch eine zentrale Stellung innerhalb des Seelenlebens als Ansatzpunkt des Geistes. Auch für die spätere Krankheitsauffassung ist es wichtig einzusehen, daß das Herz-Kreislauf-System zur Region des mittleren Menschen, also zum Gefühlsbereich gehört.

Damit ergeben sich weitreichende, im Grunde genommen unübersehbare Schlußfolgerungen: Die Überbewertung des intellektuellen, logischen Denkens führt naturgemäß zu einer Verkümmerung des Gefühlslebens. Man gibt sich heute eben cool. Gerade dadurch lassen sich die Gefühle nicht bzw. nicht richtig entwickeln. Deshalb werden immer stärkere Reize gesucht (Diskothek, Drogen, Exzesse), um etwas zu fühlen. Die mangelnde Entwicklung des Gefühlslebens führt auch zum Kitsch und der heute offensichtlichen Kritiklosigkeit gegenüber schön und häßlich. Es sollte auch nicht verkannt werden, daß der Drogenkonsum das Gefühl außerordentlich anspricht – während es in Wirklichkeit Mangel leidet. Dieser »Verlust der Mitte« (Sedlmayr), das Schwanken zwischen Extremen, ist allenthalben zu bemerken. Das Opfer ist auf lange Zeit das Organ der Mitte,

nämlich das Herz als Hauptrepräsentant des rhythmischen Systems.

Das Herz als Rhythmusorgan

Erst in den letzten Jahrzehnten ist man in der Wissenschaft auf die Bedeutung des Rhythmus gestoßen und hat inzwischen erkannt, daß eigentlich jede lebendige Tätigkeit rhythmisch verläuft. Was ist aber Rhythmus? Der ständige Wechsel von Tag und Nacht, von Sommer und Winter sind ohne Zweifel rhythmische Vorgänge. Wenn die Luft über das Wasser streicht, entstehen Wellen, die ihrerseits Ausdruck eines rhythmischen Geschehens sind. Wie man heute weiß, verlaufen auch im Menschen alle Lebensvorgänge rhythmisch, das heißt nicht kontinuierlich, sondern mehr oder weniger in einem Wechsel von Aktivität und Ruhe. Am deutlichsten ist dies bei der Funktion von Lunge und Herz zu beobachten: Jeder Einatmung folgt eine Ausatmung bei der Lunge und jeder Zusammenziehung (Systole, Aktionsphase) eine Ausdehnung (Diastole, Ruhephase) beim Herzen.

Man kann deshalb im menschlichen Organismus von einem »rhythmischen System« (Rudolf Steiner) sprechen. Das entscheidende hierbei ist, daß zwei grundverschiedene Tätigkeiten dauernd abwechseln müssen! Eine andauernde Einatmung ist ebenso unmöglich wie eine andauernde Ausatmung. Erst der Wechsel ergibt die Funktion. Dasselbe gilt für das Herz: Dieses ist nicht »unermüdlich tätig«, denn dann müßte es sich dauernd zusammenziehen. Das wäre tödlich. Es erfolgt im Gegenteil nach jeder Arbeitsphase, der Systole, eine Phase der absoluten Ruhe. In dieser Ruhephase kann man das Herz auch mit stärksten Reizen nicht zur Tätigkeit zwingen. Sieht man sich aber die Tätigkeitsphase an, so weiß man seit langem, daß in dieser Phase das Herz maximal tätig ist, also ganz stark arbeitet. Das Geheimnis der scheinbaren Unermüdlichkeit des Herzens liegt also in dem unerbittlichen <u>Wechsel</u> von Tätigkeit und Ruhe, das ist aber gerade der Rhythmus. »Rhythmus trägt Leben«, so nannte Rudolf Steiner dieses Geheimnis, man könnte auch sagen, Geheimnis des langen Lebens. Tatsächlich zeigt auch die Beobachtung, daß viele alt gewordene Menschen dieses Geheimnis unbewußt kannten. Sie waren nämlich keineswegs unermüdlich tätig, sonst wären sie krank geworden, sondern sie wußten um den Erfolg der gezielt eingesetzten Ruhe. Erst dadurch wird wieder Aktivität möglich. Mit anderen Worten: Wer kräftig arbeitet, wird müde, schläft gut und ist am nächsten Tage wieder kräftig zu neuer Arbeit. Wer »falsch« arbeitet, kann zwar auch müde werden, schläft aber nicht, ist am nächsten Morgen zerschlagen und dämmert den ganzen Tag vor sich hin. In diesem Falle ist der Rhythmus gestört. Wir wissen heute, daß solch ein unrhythmisches Leben langfristig zu schweren Krankheiten führt und das Leben verkürzt. Dennoch sollte man daraus nicht den Schluß ziehen, daß man sich jetzt sklavisch einem bestimmten Ablauf unterwirft. Das wäre dann nicht mehr Rhythmus, sondern Takt. »Der Takt wiederholt, der Rhythmus erneuert« (L. Klages).

Der Rhythmus ist tatsächlich flexibel, das erkennt man schon daran, daß kein Tag wie der andere ist, kein Jahr wie das vorangegangene, ja, kein Herzschlag ganz genau dem vorigen gleicht. Das Herz kann einmal schneller oder langsamer schlagen. Dennoch bleibt das Prinzip des Wechsels zwischen Ruhe und Arbeit erhalten. Erst wenn dieses gestört wird, kommt es zu Krankheiten.

Es gibt zwei Möglichkeiten, wie der Rhythmus abweichen kann. Der Rhythmus kann erstarren, dies führt zum Takt; es gibt dann keine Anpassung mehr. Das wäre für das Herz eine Katastrophe, denn dann könnte es bei Belastung nicht mehr schneller schlagen, was aber lebensnotwendig ist. Wenn der Takt vorherrscht, dann muß sich alles diesem Takt unterwerfen, sich ihm anpassen, während sich der Rhythmus den Gegebenheiten anpaßt.

Die andere Möglichkeit besteht darin, daß der Rhythmus verloren geht. Das gibt es als Krankheit beim Herzen, die sogenannte Arrhythmie. Dann schlägt das Herz willkürlich, und es herrscht keinerlei Ordnung mehr.

Wenn also auf der einen Seite die Erstarrung des Rhythmus zum Takt führt und dieser mit Zwang verbunden ist, dann ist auf der anderen Seite der Verlust des Rhythmus, die Arrhythmie, mit der Willkür verbunden. Zwischen dem Zwang und der Willkür aber herrscht die Freiheit. Leider verwechseln viele Menschen Freiheit mit Willkür, indem sie einfache Gegebenheiten negieren. Aus der dargelegten Betrachtung ergibt sich, daß der Rhythmus nicht nur Träger des Lebens ist, sondern auch einen inneren Freiheitsraum ermöglicht. Freiheit ist nicht nur ein ideelles Problem, sondern zutiefst im Menschen verwurzelt – und zwar vor allem im Herzen.

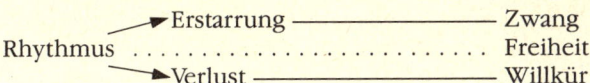

Herzkrankheiten

Die vorangegangenen Ausführungen sollten dazu dienen, die Hintergründe von Herz-Kreislauf-Krankheiten aufzuzeigen. Das Problem der heutigen Krankheitsbeschreibungen ist, daß man in der Regel nur den Endzustand einer Krankheit studiert. Ist jemand an einer bestimmten Krankheit gestorben, so kann man feststellen, was den Tod herbeigeführt hat. Man erkennt also das Gewordene, nicht aber dessen Entstehung.

Es sind eine Reihe von Faktoren bekannt, die Herzkrankheiten begünstigen, die sogenannten Risikofaktoren. Diese spielen selbstverständlich eine große Rolle, doch ist damit noch nichts über den einzelnen Menschen, das Individuum ausgesagt. So kann zum Beispiel jemand, der die Risikofaktoren strikt vermeidet, dennoch erkranken, ebenso wie es Menschen gibt, bei denen diese Risikofaktoren nur wenig ausmachen.

Da diese Risikofaktoren heute allgemein diskutiert werden, seien sie im folgenden behandelt. Auf die Hintergründe der Krankheiten wird später eingegangen.

Risikofaktoren

Übergewicht

Es besteht kein Zweifel, daß Übergewicht eine Belastung für den ganzen Menschen ist. Ein überhöhtes Gewicht belastet den Kreislauf, erschwert das Gehen, überlastet die Gelenke und das notwendige Training durch Bewegung unterbleibt weitgehend. Die allerdings – oft psychischen – Hintergründe für Übergewichtigkeit aufzuzeigen, würde an dieser Stelle zu weit führen.

Bei Übergewicht handelt es sich um eine Stoffwechselkrankheit, eine Auffassung, die die Kombination von Übergewicht und Zuckerkrankheit (Diabetes) oder Verdauungsstörungen nahelegt. Zu einem großen Teil aber liegt dem Übergewicht eine falsche Ernährung zugrunde, die ihrerseits wieder auf unzweckmäßige Eßgewohnheiten zurückgeht. Es ist ein naheliegender, aber doch etwas primitiver Schluß, daß der »Dicke« zu viel ißt! Gewiß kennt die Ernährung in den heutigen Wohlstandsländern keinen Mangel an Substanz, wohl aber an Qualität.

Das im einzelnen sehr komplizierte Problem der richtigen Ernährung kann auf wenige Grundübel zurückgeführt werden: Der Mensch in zivilisierten Ländern ißt zu viel Fleisch, zu viel Fett und zu viel Zucker. Dieses Übermaß geht auf Kosten von Gemüse und Brot. Die übliche Klassifizierung der Nahrungsmittel in Eiweiß und Kohlenhydrate ist bei diesem Problem genauso unzureichend wie die Unterscheidung von pflanzlichen und tierischen Fetten. Es kommt nicht auf die Eiweiße, Fette und Kohlenhydrate an sich, sondern auf deren jeweilige Vertreter an. Fleisch als Eiweißlieferant ist völlig anders zu beurteilen als Eier und Milchprodukte, und Zucker ist nicht gleich Zucker. »Leere Kohlenhydrate«, zum Beispiel raffinierter Zucker, können ernährungsphysiologisch nicht mit Gemüse und Stärkeprodukten, die auch Kohlenhydrate sind, verglichen werden. Praktisch bedeutet dies, daß »leere Kohlenhydrate« zwar »Energiespender« sind, aber

kein Leben enthalten. Die zugeführten Kalorien können das Leben nicht wirklich unterstützen, sondern werden in Fett umgewandelt. Dieses Fett, das sich schließlich sichtbar »zu Bauche« schlägt, stammt also zum größten Teil nicht aus dem Fett, wie der Laie meint, sondern aus Zucker!

Fette

Man weiß heute, daß Fettablagerungen in den Gefäßen ein Risikofaktor für das Zustandekommen bestimmter Herzkrankheiten sind. Bei diesen Fettablagerungen, die schließlich zur Arteriosklerose und Gefäßverengung führen können, handelt es sich weniger um Fette, als um fettähnliche Produkte (Lipide), besonders um Cholesterin. Als man diese Zusammenhänge entdeckte, glaubte man, nun den Schuldigen gefunden zu haben und verteufelte das Cholesterin. Dabei hat man völlig übersehen, daß Cholesterin eine lebensnotwendige Substanz ist. Deshalb findet es sich in größerer Menge zum Beispiel in den Eiern, da es für das Wachstum des Kükens unbedingt nötig ist. Die – völlig einseitige – Schlußfolgerung daraus war, daß, wer sich gesund ernähren will, auf Eier, Butter, tierische Fette usw. verzichten solle. Dabei wird völlig verschwiegen, daß der Hauptlieferant für das Cholesterin nicht die Nahrung ist, sondern der eigene Körper, der Cholesterin für vitale Funktionen benötigt. Das Problem besteht aber streng genommen nicht in der eigenen Erzeugung, sondern im mangelnden Abbau, denn wie gesagt – alle Lebewesen brauchen diese Substanz für ihre Lebensfunktionen. Das Cholesterin muß jedoch weiter abgebaut werden, zum Beispiel zu Gallensäuren, zu Hormonen und anderen lebenswichtigen Produkten. Unterbleibt dieser Abbau, dann staut es sich, und die daraus entstehenden Produkte fehlen. Ist der Abbau von Cholesterin ungenügend, so fehlen nicht nur die daraus entstehenden Abbauprodukte, sondern es lagert sich dann in den Gefäßen ab. Wann aber steigt der Cholesterinspiegel, das heißt, wann kann der Mensch es nicht abbauen? Zum Beispiel unter Streß! Streß ist gewiß eine Belastung, die mit Abbau einhergeht, aber eben eine falsche Belastung und somit ein falscher Abbau. Es wurde oben ausführlich dargestellt, daß gesunde Arbeit den Menschen nicht krank macht, wenn sie rhythmisch, harmonisch und im Wechsel mit Ruhe erfolgt. Hier liegt die wirkliche Problematik und nicht bei dem minimalen Gehalt an Cholesterin im Rahmen einer gesunden Ernährung! Streß ist geradezu der Inbegriff einer unharmonischen Tätigkeit.

Gewiß spielen bei diesen Stoffwechselfragen auch die eigentlichen Fette eine Rolle. Ganz allgemein kann man sagen, daß die harten Fette mit einem hohen Schmelzpunkt schwer verdaulich sind und Ablagerungen begünstigen. Ihnen gegenüber sind Fette mit einem niedrigen Schmelz-

punkt, also insbesondere Öle, im allgemeinen sehr aktiv. Sie werden leicht im Stoffwechsel verarbeitet, lagern sich nicht ab und begünstigen sogar die Verarbeitung der härteren Fette. Da Öle meist pflanzlicher, Fette meist tierischer Herkunft sind, aber einen höheren Schmelzpunkt haben, führte diese Tatsache zu der völlig einseitigen und daher unrichtigen Behauptung, daß die pflanzlichen Fette »gut«, tierische dagegen »schlecht« seien. Gerade in den letzten Jahren fand man zum Beispiel, daß die aktivsten Fette von Fischen stammen, also gerade nicht pflanzlicher Herkunft sind. Deshalb haben die Eskimos, die sich nur von tierischen Fetten ernähren, keinerlei Fettstoffwechselstörungen. Andererseits ist das Fett der Kokosfrüchte und Palmen völlig inaktiv und für den Stoffwechsel eine Belastung – obwohl pflanzlicher Herkunft. Diese Fette bilden einen wesentlichen Bestandteil der Margarine, was aber lediglich als »Pflanzenfett« deklariert wird.

Die universellsten Fette sind zweifellos Olivenöl und Butter. Diätetisch sehr aktive Fette sind zum Beispiel Leinöl, Distelöl und die erwähnten Fischöle. Aktive Öle werden schon in relativ kurzer Zeit ranzig.

Je gehärteter und fester ein Öl ist, desto inaktiver ist es und desto länger aber kann man es schadlos aufbewahren. Dies ist zwar sehr praktisch, aber unter biologischen Gesichtspunkten ungesund.

Rauchen

Tabak enthält Nikotin und dies ist ein schweres Gift. Das weiß man seit langer Zeit. Gleichzeitig ist es ein Gift, das Genuß bereitet, daher nennt man es auch Genußgift. Mit dem Genuß wird mehr oder weniger bewußt eine Schädigung in Kauf genommen. Nikotin ist in erster Linie ein Gefäßgift. Es führt innerhalb von Minuten, ja, bei genaueren Messungen innerhalb von Sekunden zu einer verminderten Durchblutung der Peripherie. Chronische Schäden bewirken eine derartige Verengung der Blutgefäße des Beines, daß die Durchblutung nur noch für eine kurze Wegstrecke reicht. So entsteht das sogenannte Raucherbein. Dieser Vorgang einer mangelnden Durchblutung kann sich auch auf die Herzkranzgefäße erstrecken, die ihrerseits die Muskulatur des Herzens mit Blut versorgen. Das Ergebnis ist eine Mangeldurchblutung und eine Sauerstoffnot des Herzens.

Hoher Blutdruck

Je enger die Gefäße und je kräftiger der »Schlag« des Herzens, desto höher der Blutdruck. Dies ist ein ausgesprochen seelisches Problem: in der Ruhe sinkt der Blutdruck, bei Belastung steigt er. Bei gewagten Überholmanövern eines Autofahrers oder bei kritischen Situationen beim Landen eines Flugzeuges kann der Blutdruck auf erheblich überhöhte Werte steigen. Sobald die Gefahr vorbei ist, sinkt er wieder auf normale Werte.

Diese vorübergehenden Erhöhungen sind keineswegs krankhaft, sondern Ausdruck dafür, daß sich die Seele in diesem Moment tiefer mit dem Körper verbindet. Problematisch wird es erst, wenn dieser Zustand längere Zeit oder andauernd besteht. Es ist selbstverständlich, daß dies eine übermäßige Belastung des Herzens, also einen Risikofaktor, darstellt. Medikamente, die lediglich den Blutdruck senken, wirken zwar entlastend auf das Herz, ändern aber nicht die Grundsituation im Organismus.

Der Blutdruck seinerseits ist auch von der Ernährung abhängig, und zwar vom Salz. Salz macht durstig. Der Wassergehalt und damit vor allem die zirkulierende Blutmenge wird etwas erhöht, der Blutdruck steigt. Daraus ergibt sich, daß Menschen mit erhöhtem Blutdruck – im weiteren Sinne Herzkranke – den Salzkonsum mindestens reduzieren, wenn nicht gar auf dieses Genußgift vollständig verzichten sollten. Da die Patienten aber nicht verzichten wollen, gibt es heute Medikamente, die sogenannten Saluretika, die dazu führen, daß der Körper vermehrt Salz ausscheidet. Vorübergehend mag dies durchaus berechtigt sein, auf lange Zeit aber wird es problematisch, weil damit in die Wasser-Salz-Regulation der Niere eingegriffen wird. Insbesondere aber geben die Medikamente dem Patienten das Gefühl, daß mit dieser Tablette ja jetzt »alles in Ordnung« sei, was natürlich nicht der Fall ist.

Die Bedeutung der Risikofaktoren ist natürlich auch abhängig von der jeweiligen Art der Herzkrankheit – und von der zeitgebundenen Anschauung der Wirkung. So sprach man zum Beispiel noch vor 50 Jahren davon, daß koffeinhaltiger Kaffee das Herz schädige und koffeinfreier Kaffee es schone. In dieser Form wird diese Meinung heute nicht mehr vertreten, ja, bis zu einem gewissen Grad kann bei einer Herzschwäche Kaffee vorübergehend sogar hervorragend wirken. Dennoch bleibt natürlich auf die Dauer Koffein auch ein Genußgift.

Hintergründe der Herz-Kreislauf-Erkrankungen

Die erwähnten Risikofaktoren begünstigen eine gewisse »Veranlagung« oder Neigung für eine bestimmte Krankheits-Richtung. Die Frage, warum ein Mensch in die eine oder andere Richtung tendiert und herzkrank wird statt leber- oder nierenkrank, läßt sich nicht dadurch erhellen, daß man weiß, wie die Krankheit zustande kommt. Die Frage: warum berührt nämlich die Schicksalsfrage der Krankheit überhaupt, und dies ist kein naturwissenschaftliches Problem. Sie hängt vielmehr mit dem Wesen des Menschen zusammen. Man könnte auch sagen, sie ist ein geistiges Problem.

Da nun das Herz, wie wir gesehen haben, nicht nur ein lebendiges Organ mit physiologischen Funktionen ist, sondern Ausdruck der Seele und des Geistes, werden wir hier die tieferen Hintergründe der Erkrankung zu suchen haben. Es wurde dargestellt, daß gerade im Herzen der ganze Mensch, insbesondere sein geistiger Wesenskern, sein Ich lebt. Daher hängt nun von dessen Stellung zum Körper die gesunde oder kranke Funktion ab.

Wer erkrankt nun am Herzen? Wir wissen heute, daß starke seelische Erregungen Streß für den Organismus bedeuten, das heißt, sie wirken abbauend, bis zu einem gewissen Grade zerstörend. Es ist keine Redewendung, sondern Tatsache, daß man vor Schreck nicht nur erstarren, sondern sogar sterben kann (der sogenannte psychogene Tod). Wie dies im einzelnen geschieht, ist durch die Untersuchungen des Nobelpreisträgers Hans Selye bekannt geworden. Hierbei spielt die Nebenniere, die Adrenalin ausschüttet, eine wesentliche Rolle. Wir wissen heute, daß Adrenalin grundsätzlich abbauend im ganzen Organismus wirkt – praktisch in allen Organen, ja eigentlich in jeder Zelle. So kann ein schwaches Herz bei richtiger ärztlicher Anwendung durch Adrenalin wieder zum Schlagen gebracht werden. Ist das Herz aber erschöpft, kann dieselbe Dosis tödlich sein. Die Wirkung ist am ehesten mit der einer Peitsche zu vergleichen.

Wenn jedoch die Wirkung des Adrenalins dadurch zustande kommt, daß starke seelische Impulse eben unter einer Streßsituation wirksam werden, dann bleibt die Frage, warum sich diese zerstörende Wirkung besonders auf das Herz erstreckt, aber nicht im tödlichen Sinne auf andere Organe (was auch sein könnte). Auch diese Zusammenhänge spürte man in früherer Zeit, und diese Einsichten gingen in den Sprachgebrauch ein: Was man sich »zu Herzen nimmt«, geht eben in das Herz ein. Damit ist eine völlig andere seelische Situation charakterisiert, als wenn sich zum Beispiel jemand »nur« ärgert. Da wußte man seit alten Zeiten, daß diesem Menschen »die Galle überläuft«, daß er sich »grün und blau« ärgert, daß ihm eine »Laus über die Leber« läuft, also alles Dinge, die sich auf das Leber-Galle-System richten.

Was aber nimmt man sich zu Herzen? Nur das, was einen ganz persönlich im allerinnersten berührt, womit man sich mit seinem ganzen Wesen verbindet, denn dies ist das Wesentliche des Herzens. Nehmen wir ein praktisches Beispiel: Jemand ist in leitender Stelle in einem Betrieb tätig, er setzt sich ganz ein, aber aus irgendwelchen äußeren Gründen bricht der Betrieb zusammen. War für diesen Menschen seine Tätigkeit »nur« ein Job, dann wird ihn der Zusammenbruch des Betriebes nicht nennenswert berühren; er findet einen neuen Job und das Leben geht weiter. Hängt der Betreffende aber »mit seinem ganzen Herzen« an seiner Arbeit und dem Werk, dann kann der Zusammenbruch des Betriebes auch ihn so treffen,

daß er zusammenbricht. Das Problem ist, inwieweit er sich die Dinge zu Herzen nimmt, das heißt sich selbst ganz damit verbindet. Auch hieraus kann ersichtlich werden, daß es sich dabei um ein höchst individuelles Problem handelt, über das zum Beispiel Tierversuche nichts aussagen können. Es handelt sich hierbei um das Verhältnis von Geist zum Erdenleben, das Bewahren oder Verleugnen des geistigen Wesenkerns des Menschen in seinen irdischen Taten. Dies erlebt der Mensch als ein unbewußtes Abwägen, ob zum Beispiel eine Tat mit seinem Lebensweg vereinbar ist oder nicht. Ein Verbrechen, eine Lüge ist es nicht. Das erlebt der Mensch als Gewissen, das ebenso »schlägt« wie das Herz. Das geschieht auf der Gefühlsebene, aus dem Unterbewußtsein kommend, doch bedarf es eines Organes, das diese Dinge abwägt, und das ist das Herz.

Die negative Seite davon ist ein Mensch, der »ein Herz aus Stein« hat, den nichts berührt, der auch keine Gewissensbisse kennt. Er nimmt sich nichts zu Herzen. Ein Vorteil? Für seinen physischen Leib ja, aber für sein geistig-seelisches Leben eine Katastrophe; in dieser Beziehung ist er bereits zu Lebzeiten gestorben.

Angina pectoris und Herzinfarkt

Gerade diese Krankheitsgruppe hat in den letzten Jahrzehnten zugenommen und steht heute im

Mittelpunkt der Forschung und auch der Praxis. Da sich die Behandlung aber immer nach der jeweiligen Anschauung des Zustandekommens einer Krankheit richtet, ist diese von allergrößter Bedeutung.

Die heute übliche und allgemein akzeptierte Anschauung geht davon aus, daß sich durch Ablagerung von fettigen Substanzen die Herzkranzgefäße verengen. Deshalb spricht man von einer Koronarsklerose. Dadurch komme es zu einer Mangeldurchblutung und entsprechender Sauerstoffnot des versorgten Herzmuskelgebietes. Die Verengung führe zu einer Gerinnselbildung, die schließlich schlagartig den Blutzufluß verhindere, was naturgemäß ein Absterben eines bestimmten Herzgebietes nach sich ziehe. Das Ergebnis ist der Herzinfarkt (Myocardinfarkt). Es ist nur logisch, daß man bei dieser Anschauung versuchen wird, die Ablagerungen zu verhindern, was durch eine entsprechende fett- bzw. cholesterinarme Ernährung geschehen soll.

Demgegenüber wird von anderer Seite geltend gemacht, daß manche Beobachtungen mit dieser Theorie nicht übereinstimmen. So hat die Arteriosklerose im gleichen Zeitraum, in dem die Häufigkeit der Herzinfarkte um das 30fache zugenommen hat, nur um 1–2% zugenommen. Seinerzeit erregten die Sektionsbefunde gesunder Kriegsgefallener des Koreafeldzuges 1950–53 erhebliches Aufsehen. Es zeigte sich nämlich,

daß junge amerikanische Männer im Alter von 20–25 Jahren zum Teil hochgradige arteriosklerotische Verschlüsse ihrer Herzkranzgefäße aufwiesen, ohne herzkrank zu sein, ohne entsprechende Beschwerden zu haben oder am Herzinfarkt gestorben zu sein. Darüber hinaus gibt es noch eine Reihe spezieller Fragen und Einwände gegen die vorherrschende Theorie, deren Erläuterung in diesen Ausführungen jedoch zu weit führen würde. Es ist jedenfalls durchaus möglich, daß auch ohne arteriosklerotische Veränderungen »nur« ein Krampf der Herzkranzgefäße zu denselben Erscheinungen führen kann, was man heute durchaus weiß (Prinzmetal-Angina). Es kann aber genauso gut sein, daß der Stoffwechsel des Herzmuskels selbst nicht in Ordnung ist.

Ein abschließendes Urteil kann und soll an dieser Stelle nicht gegeben werden. Tatsache ist aber, daß es Patienten gibt, bei denen eine hochgradige Arteriosklerose der Herzkranzgefäße vorliegt und die nach einer entsprechenden Umgehungsoperation (By-pass) praktisch völlig beschwerdefrei sind. Ebenso gibt es aber auch Patienten, die etwa durch Neuraltherapie oder einen kleinen chirurgischen Eingriff, der nicht an den Herzkranzgefäßen ansetzt, oder durch eine andersartige medikamentöse Therapie ebenfalls beschwerdefrei werden. Ein durchaus als richtig erkanntes Geschehen muß nicht absolute Geltung haben, noch muß alles andere »falsch« sein. Solche Einseitigkeiten, das heißt Halbwahrheiten, sind Hindernisse für die Entwicklung. Es ist ganz offensichtlich, daß es verschiedene Wege beim Zustandekommen der Angina pectoris bzw. des Herzinfarktes gibt. Selbst zwei gegensätzliche Anschauungen können beide richtig sein! Verständlich wird dies, wenn man nach den übergeordneten Einflüssen sucht. Dann ist es sekundär, auf welche Weise das Ergebnis zustande kommt.

Der typische Angina-pectoris-Anfall äußert sich plötzlich in einem oft vernichtenden Schmerzgefühl meistens in der linken Brustseite, das bis in den linken Arm ausstrahlen kann. Der Patient empfindet das Herz wie eingespannt in einen Schraubstock, und dieses Gefühl beschreibt tatsächlich die Dynamik, die an dem Herzen ansetzt: Zusammenziehende Impulse gehen immer vom Nerven-Sinnes-System aus. Konzentrieren ist eine Sache, die vom Kopf ausgeht. Das heißt aber zugleich, etwas in den Mittelpunkt zu stellen und alles andere wegzuschieben. Dies kann zum Beispiel in den Herzkranzgefäßen eine Verkrampfung, das heißt Verengung auslösen. Besteht diese Tendenz Monate und Jahre, so kann es ebenso zu einer Verkalkung dieser Gefäße kommen. Ebenso kann sich diese Dynamik auf das ganze Herz erstrecken. Die Folge davon ist, daß das oben geschilderte Verhältnis von Tätigkeit und Ruhe zugunsten der Tätigkeit

verschoben wird. Es bleibt dann für die Erholungsphase, also die Regeneration des Herzens, nicht mehr genügend Zeit. Das schadet kurzfristig natürlich nicht, ebenso wie man durchaus einmal eine Nacht überlebt, ohne zu schlafen. Setzt sich dies aber über Monate oder Jahre fort, so fehlt die Regeneration, das heißt die nötigen Aufbauprozesse, um den Abbau durch Aufbau wieder auszugleichen. Die Folge ist eine Stoffwechsel- bzw. Sauerstoffnot des Herzmuskels. Es erfolgt dann genau dasselbe wie bei einem Langstreckenläufer, der willentlich seine Ermüdungszeichen unterdrückt und weiterläuft. Das geht eine Zeitlang gut, dann bricht er plötzlich zusammen.

Wer bekommt einen Herzinfarkt?
Lange Zeit glaubte man, daß dies eine typische Managerkrankheit sei, da ein anständiger Manager selbstverständlich pausenlos im Einsatz ist. Er überlastet sich, arbeitet zu viel und stirbt deshalb früh. Daß dieses sehr einfache Konzept nicht stimmt, kann sich aus den bisherigen Ausführungen ohne weiteres ergeben. Selbst durch »falsche« Arbeit kann sich zwar der Mensch schädigen, muß aber nicht unbedingt einen Herzinfarkt bekommen. Es wurde bereits ausdrücklich auf die Voraussetzung hingewiesen, daß es darauf ankommt, inwieweit ein Mensch sich eine Situation »zu Herzen nimmt« oder nicht, mit anderen Worten; ob er der Anforde-

rung gewachsen ist. Es kommt darauf an, inwieweit der Mensch dem Druck von oben und unten (!) standhalten kann oder sich von dem Druck zerdrücken läßt. Das ist insbesondere davon abhängig, ob der Betreffende diesen Druck als ausweglose Situation empfindet (man sagt heute frustriert ist). Hierbei gibt es wieder verschiedene Möglichkeiten der Reaktion: Man sieht einen Ausweg, und die Belastung fällt ab. Oder man sieht keinen Ausweg, und darauf kann der Mensch mit Resignation reagieren, das heißt, er ergibt sich seinem Schicksal und ändert es praktisch nicht, oder er akzeptiert es und tut etwas dagegen. Diese Überlegungen sind keineswegs theoretisch, sondern von größter praktischer Bedeutung! Denn daraus ergeben sich verschiedene grundsätzliche Möglichkeiten, die in der Hand des Patienten liegen, mit einer Gegebenheit fertig zu werden, nämlich:

– Der Patient stumpft ab, wird teilnahmsloser (»laß doch die anderen machen, kümmere Dich um Deine Gesundheit!«, »Lerne abschalten«. Dasselbe kann man durch die Unzahl von Beruhigungsmitteln erreichen, die heute auf dem Markt sind).

– Es wird eine echte Entlastung versucht (Übergabe eines Teiles der Verantwortung, regelmäßige Ruhepausen und Erholung, sinnvolle körperliche Tätigkeit, Diät, Ausschaltung von Risikofaktoren usw. Auch diese Dinge kann man medikamentös unterstützen, worauf zurückzukommen ist).

– Andere Möglichkeiten werden heute kaum in Erwägung gezogen, sind aber nach dem Gesagten von größter Wichtigkeit: Jede Belastung ist ein Gleichgewichtsproblem zwischen der eigenen Möglichkeit und der Anforderung. Jeder Anforderung entspricht eine bestimmte Reaktion. Der Mensch kann sich an einer Aufgabe entwickeln, an ihr reifen und stärker werden. In unserem Falle handelt es sich darum, daß der Mensch nicht nur lernt, dem Druck auszuweichen, sondern auch mit ihm umzugehen.

Mit Recht hat man die Angina pectoris auch »Angina temporis« genannt, das heißt eine Enge in der Zeit, denn der Zeitdruck ist einer der wesentlichen belastenden Faktoren. Die meisten Menschen haben heute »keine Zeit« mehr. Zeit- und Leistungsdruck sind aber dann nicht schädlich, wenn ein Ausgleich erfolgt, das heißt wenn der Mensch, bildhaft gesprochen, von seinem Herzen »lernt« rhythmische Pausen einzulegen. Mit anderen Worten, daß der Mensch lernt, die Zeit zu beherrschen und sich nicht von ihr beherrschen zu lassen. Dann verlieren selbst »objektiv« schwierige Dinge ihren zwingenden, eventuell vernichtend erscheinenden Charakter. Für den Patienten bedeutet dies, daß er nicht etwa die bedrückenden Einflüsse sich nicht mehr »zu Herzen nehmen« sollte, sondern daß er diese in Gleichmut (nicht Gleichgültigkeit!) und Gelassenheit verarbeitet, was selbstverständlich Zeit erfordert.

Das gewöhnlich empfohlene »Abschalten« bzw. Entspannen läßt trotz prinzipieller Richtigkeit den Patienten oft in eine Leere fallen, in der die nicht überwundene Problematik erst recht zum Ausdruck kommt. Positive Maßnahmen sollten die Voraussetzung schaffen, nunmehr in völlig anderer Weise kreativ zu sein, etwa im Bereich der Kunst oder bemessener und sinnvoller körperlicher Tätigkeit als Entlastung des Kopfes. Hier liegt ein wesentlicher Ansatzpunkt zum Beispiel der künstlerischen Therapie, die heute offiziell kaum in ihrer wahren Bedeutung erkannt wird. Hierzu Frau Dr. Wolff-Hoffmann, Ärztin in der Ita-Wegman-Klinik, Arlesheim: »Heute ist es ja überhaupt so, daß der Patient zunehmend dazu neigt, passiv zu sein. Er handelt nicht, sondern läßt sich behandeln. Man will, daß der Arzt wegbringt, was man an unangenehmen Symptomen hat, und es erfordert eine innere Umstellung vom Patienten, wenn er plötzlich gefordert wird, etwas zu tun. Und das muß er ja in allen künstlerischen Therapien. Da muß er aktiv werden, innerlich und auch äußerlich aktiv werden.« In den unbedingt nötigen Pausen der Regeneration kommt es für den Patienten darauf an, nicht etwa nichts zu tun und gedanklich an seinen Problemen weiterzu-

basteln, sondern in dieser Phase etwas anderes zu tun, wie dies in der künstlerischen Therapie geschieht, deren heilender Charakter von größtem Einfluß ist. Nicht nur Ausschalten eines negativen Einflusses ist die wirkliche Therapie, sondern der Ausgleich einer Einseitigkeit durch eine andersartige Aktivität, wodurch es zur Harmonie kommt, als deren Urbild wir den Rhythmus kennengelernt haben.

Medikamentöse Therapie und begleitende Maßnahmen

Selbstverständlich kann man die Heilung medikamentös unterstützen. Auf die Notwendigkeit die Risikofaktoren zu berücksichtigen, wurde oben hingewiesen.

Ein wesentliches Medikament, insbesondere zur Vorbeugung pectanginöser Anfälle bzw. des Herzinfarkts, ist Magnesium. Dieses Erdalkalimetall findet sich zwar in organischen Verbindungen in allen Pflanzen, jedoch ist zu bemerken, daß der Anteil daran in den Pflanzen immer geringer wird. Zum Teil ist dies darauf zurückzuführen, daß durch die übliche Mineraldüngung, also die Zufuhr von Kali, Stickstoff und Phosphor, sich die Mineralverhältnisse in den Pflanzen verändern, wodurch ein absoluter und relativer Mangel an Magnesium und anderen Spurenelementen eintritt. Magnesium ist aber zu einem wesentlichen Teil Träger des Lebens. So ist zum Beispiel eine lebensnotwendige Substanz jeder Pflanze, das Chlorophyll, der grüne Farbstoff, eine organische Magnesiumverbindung. Magnesiumsalze finden sich auch vermehrt in kalkhaltigem Wasser. Wenn jedoch der Kalk aus dem Wasser entfernt wird, verschwindet zur gleichen Zeit auch das Magnesium.

Man kann zudem sagen, daß die übliche Ernährung tatsächlich relativ magnesiumarm ist.

In den letzten Jahren gibt es eine große Zahl organischer Magnesiumverbindungen, die sich gerade in der Herztherapie hervorragend bewährt haben. Trotzdem hat diese Therapie heute noch nicht den ihr gebührenden Platz gefunden, obwohl man auf vielen anderen Gebieten die Bedeutung des Magnesiums erkannt hat. Man kann Magnesium in potenzierter Form geben, zum Beispiel als Magnesium phosphoricum D3. Dabei kommt es weniger auf die materielle Zufuhr an als vielmehr darauf, daß durch dieses Präparat der innere Stoffwechsel des Magnesiums angeregt wird.

Nicht nur Magnesium, sondern auch Kalium braucht der Herzmuskel für seine Tätigkeit. Im allgemeinen reicht der Kaligehalt der Pflanzen aus, zumindest kann man mit ein bis zwei Bananen täglich den Bedarf ausreichend decken.

Ein bewährtes homöopathisches Mittel ist Cactus grandifloris D1, das man alle zwei Stunden nehmen kann.

Auch eine Dauerbehandlung mit Weißdornpräparaten (Crataegus) ist hierbei sehr wirksam.

Wenn hier homöopathische Medikamente gebraucht werden, so liegt der Einwand nahe, daß deren Wirkung ja in keiner Weise bewiesen sei. Höhere Potenzen würden ja nicht einmal ein Atom der Ausgangssubstanz enthalten. Das stimmt zwar, aber dieser Einwand ist dennoch ebenso alt wie töricht. Bei Wirkungen kommt es eben nicht nur auf die Substanz an, sondern auch auf Kräfte. An sich sollte das selbstverständlich sein. Ein gezielter Hieb kann gewiß einen Menschen umwerfen. Aber ebenso kann eine verheerende Nachricht den Menschen noch intensiver zusammenbrechen lassen. Es ist vielmehr eine fixe Idee, daß eine Wirkung nur dort bestehen könne, wo eine Substanz sei. Das ist eigentlich bei dem heutigen physikalischen Weltbild überholt. Selbstverständlich ist es schwierig darzustellen, welche Kräfte in homöopathischen Medikamenten wirksam sind. Ganz gewiß ist es weder Elektrizität noch Magnetismus. Samuel Hahnemann selbst, der die Homöopathie entwickelt hat, sagte, es handele sich um »geistartige« Kräfte. Ob man diesen Ausdruck übernimmt oder sagt, es handele sich um eine Information, was ein moderner Ausdruck wäre, ist völlig sekundär. Jedenfalls wirkt etwas Immaterielles und nicht die Substanz selbst. Aber natürlich gibt es von da bis zur Substanz auch Übergänge.

Im übrigen ging durch die Presse eine Mitteilung, daß die aufsehenerregenden Befunde des französischen Forschers Benveniste, die überall als Sensation gewertet wurden, widerrufen werden mußten. Davon kann keine Rede sein. Wenn man die Originalarbeiten liest, kann man nur sagen, daß hier mit unlauteren Mitteln versucht wurde zu zeigen, daß »nicht sein kann, was nicht sein darf« (Ch. Morgenstern).

Im übrigen wird jeder, der einmal sachkundig (!) homöopathische Medikamente angewandt hat, feststellen, daß diese eine Wirkung haben, die durch kein anderes Medikament ersetzt werden kann.

Im übrigen hat es sich gezeigt, daß die typischen Herzmittel, wie zum Beispiel Digitalis, Strophantus und andere sogenannte Herzglykoside gerade bei diesem Krankheitsbild sehr verschieden wirken, was aber ein ärztliches Problem ist.

Bewährt, aber zu wenig bekannt bzw. benutzt werden ansteigende Armbäder. Man beginnt bei Körpertemperatur und gibt heißes Wasser zu. Dadurch wird merklich die Durchblutung des Herzens gefördert.

Auf die Notwendigkeit einer wohldosierten körperlichen Tätigkeit wurde bereits hingewiesen. Keinesfalls ist aber damit irgendein Leistungssport gemeint, der ja gerade wieder den Streß fördert.

Diese Hinweise sollen nicht etwa eine reguläre Behandlung ersetzen. Es ist selbstverständlich, daß solch eine schwerwiegende Krankheit einer ärztlichen Behandlung bedarf, doch können solche Maßnahmen ohne weiteres vorbeugend benutzt bzw. nach Absprache mit dem Arzt zusätzlich durchgeführt werden.

Heilpflanzen des Herzens

Es ist eine wenig berücksichtigte Tatsache, daß auch heute noch die Grundheilmittel der Herzschwäche aus dem Pflanzenreich stammen. Außerdem ist sehr aufschlußreich, daß alle diese Heilpflanzen seit altersher bekannt sind, daß sie also aus der Volksheilkunde stammen. Alle Völker dieser Welt kennen entsprechende Heilpflanzen. Die moderne Medizin verordnet zwar aus diesen Pflanzen keinen Tee, sondern isoliert die Wirkstoffe und verabreicht diese entweder in der vorliegenden Form oder wandelt sie chemisch ab. Trotzdem bleibt die Grundsubstanz pflanzlicher Herkunft.

Die bekannteste Heilpflanze für das Herz ist in unserer Gegend der Fingerhut (Digitalis). Diese Pflanze wurde von dem englischen Arzt William Withering in die Medizin eingeführt. Er war ehrlich genug zu schreiben, daß er das Mittel von einem Kräuterweib übernommen hatte, die es bei Wassersucht anwandte. Erst später fand man heraus, daß diese »Wassersucht« ein Versagen des Herzens war. Noch heute haben Digitalis-Präparate, gerade bei der Behandlung der schweren Herzschwäche, ihren festen Platz in der Medizin. Selbstverständlich gibt es verschiedene Formen der Zubereitung und eine entsprechende Vielzahl von Präparaten, deren Anwendung aber dem Arzt vorbehalten ist, da die Wirkung sehr intensiv ist und eine falsche Dosierung tödlich sein kann.

Strophantus, ein afrikanisches Schlinggewächs, enthält ähnliche Herzglykoside, die man heute bei schwerer Herzschwäche anwendet. Man benutzt Strophantus-Präparate insbesondere bei Angina pectoris oder Herzinfarkt, doch ist diese Anwendung ebenfalls dem Arzt vorbehalten. Strophantus gibt es auch in homöopathischer Zubereitung, die sich für die Dauertherapie durchaus bewährt hat.

Das Maiglöckchen (Convallaria) bildet ebenfalls Herzglykoside, die in der Herzbehandlung häufig eingesetzt werden, insbesondere wenn zum Beispiel Digitalis nicht vertragen wird.

Dasselbe gilt für die Meerzwiebel (Scilla Maritima).

Darüber hinaus gibt es noch eine größere Anzahl glykosidhaltiger Heilpflanzen, die aber heute kaum noch angewandt werden, weil heute einseitig Digitalis bevorzugt wird und man aufgrund experimenteller Untersuchungen davon ausgeht, daß die Wirkung von allen gleich sei, was aber durchaus nicht der Fall ist. Alle diese Pflanzen sind wichtig, sofern sie richtig zubereitet und dosiert werden.

Eine Herzheilpflanze besonderer Art ist der Weißdorn (Crataegus). Man verwendet die Früchte und Triebe. Bereits Ludwig dem XIV. wurde von seinem Hausarzt eine Suppe aus diesen sogenannten Mehlbeeren verordnet. Die moderne Analyse zeigt, daß dieser Strauch keine Herzglykoside enthält, also nicht giftig ist. Heilmittel aus Crataegus stehen also an der Grenze zu einem Diätetikum. Heute gibt es eine riesige Zahl von Präparaten aus Crataegus, entweder allein oder in Kombination mit anderen Herzheilpflanzen. Sicher ist Crataegus eines der am häufigsten angewandten Herz-Präparate. Es ist durch moderne Untersuchungen nachgewiesen, daß es den Herzmuskel nicht nur anregt, wie die meisten Glykosid-Präparate, sondern ernährt, das heißt die Erholung und Regeneration fördert. Deshalb ist es besonders angezeigt bei Altersherzen. Weißdorn wirkt nicht sofort, sondern erst bei längerer Einnahme, und zwar nicht nur bei der Herzschwäche des Alters, sondern auch bei pektanginösen Beschwerden ebenso wie bei Kreislaufstörungen. Dabei ist es interessant, daß die Crataegus-Präparate sehr wohl bei zu niedrigem wie bei hohem Blutdruck ausgleichend wirken können, also eine Art Universalmittel des Herzens darstellen.

Ein Heilmittel besonderer Art
Die heutige Medizin sucht nach Möglichkeit eine spezifische Therapie, also ein Heilmittel, das haargenau bei einer ganz bestimmten Störung angezeigt ist und sonst nicht. Es ist verständlich, daß dann bei einer gegenteiligen Erkrankung wiederum ein ganz anderes Medikament in Frage kommt. So gibt es beispielsweise Medika-

mente zur Anregung und zur Beruhigung, solche gegen hohen Blutdruck und solche gegen niedrigen Blutdruck.

Dennoch aber ist es durchaus denkbar, daß ein Heilmittel in der Mitte ansetzt, das heißt versucht, die beiden Extreme so anzusprechen, daß sie ausgeglichen werden können. Wiederum ist das Herz das Urbeispiel hierfür, denn es wechseln ja zwei völlig entgegengesetzte Prozesse dauernd miteinander ab: extreme Arbeit und extreme Ruhe. Nur dann ist das Herz gesund, wenn beide Prozesse möglichst intensiv, aber auch im Gleichgewicht sind.

Ein Heilmittel, das aus dieser Idee heraus konzipiert wurde, ist das Cardiodoron. Es ist ein umfassendes Heilmittel für das Herz-Kreislauf-System und geht auf Angaben Rudolf Steiners zurück. Dieses Heilmittel besteht aus drei Pflanzen, die bisher weder für die Herzbehandlung noch für die Kreislauftherapie benutzt wurden. Diese Pflanzen stammen also nicht aus der Volksheilkunde, auch nicht aus der Homöopathie. Ihre Wirkung kann man daher auch nicht anhand der »Inhaltsstoffe« verstehen, sondern aus einer der Anthroposophie entstammenden Konzeption. Um zu einem Verständnis zu kommen, kann auch nicht die sogenannte Signaturenlehre dienen, wie sie – zum Teil falsch – verstanden wird, indem nämlich herzförmige Blätter gut für das Herz sind, nierenförmige für die Niere usw. Solche billigen Zuordnungen sind schlicht Aberglaube.

Man kann jedoch aus dem Studium des Wesens einer Pflanze einen Hinweis bekommen, inwieweit sie eine Beziehung zu einem bestimmten Prozeß im Menschen aufweist. Dies sei in aller Kürze an einem Beispiel so versucht: »Da ist zunächst die echte Primel mit den goldenen Blättern, eine Frühjahrspflanze, die eben dann wächst, wenn das Leben auf der Erde wieder beginnt, wenn das Leben wieder in die Erde einzieht, sich offenbart.

Dann haben wir die zweite Pflanze, die größte Distel, die es gibt, die sogenannte Eselsdistel Onopordon. Man sieht beim Betrachten der Wurzel dieser Pflanze sofort, daß diese wie eine Pfahlwurzel ganz tief in die Erde geht. Sie wächst also tief in die Erde und blüht im Sommer mit violetten Blüten. In gewisser Weise stellt diese Pflanze einen Gegensatz zur Primel dar. Während die Primel auf Bergwiesen im wäßrigen, kühlen Milieu des Frühjahrs wächst, ist die Eselsdistel in der heißen und trockenen ungarischen Tiefebene beheimatet. Auch in der Gegend von Wien findet man sie wild. Disteln sind Kieselpflanzen, die eine ganz besondere Bedeutung für die Erde besitzen. Sie wachsen zum Beispiel gern an der Grenze vom Kulturland zur Wüste. Sie sind Pionierpflanzen. Sie halten den Sand fest, verhindern das Wegfliegen der Erde und beleben den Boden. Wir haben in diesen zwei Pflanzen also eine sich ergänzende Harmonie in der Vitalität. So wirkt die Primel mehr in der Peripherie des Blutes und die Eselsdistel mehr direkt am Herzen. Erst in den letzten Jahren hat man tatsächlich in der Eselsdistel herzwirksame Substanzen gefunden.

Damit aber hat man nur zwei gegensätzliche Wirkungen, so ähnlich wie Herz und Kreislauf in sich gegensätzlich sind. Wenn sie auseinanderfallen, dann kann weder der Kreislauf funktionieren noch das Herz schlagen. Sie müssen zusammen wirken. Diese Verbindung wird durch eine dritte Pflanze hergestellt, das Bilsenkraut, Hyoscymus niger. Der ganze Bau dieser Pflanze ist außerordentlich rhythmisch und bei einem genaueren Studium ergibt sich, daß diese Pflanze tatsächlich eine Beziehung zu den zwei entgegengesetzten Tendenzen aufweist. Wirklich verbunden werden diese drei Pflanzen aber dann durch einen komplizierten pharmazeutischen Prozeß, der nicht nur eine Mischung, sondern eine Durchdringung bewirkt. Damit liegt ein Bild der Herz-Kreislauf-Funktion vor, an dem sich der Organismus orientieren kann. Deshalb ist Cardiodoron ein umfassendes Basismedikament für das Herz- und Kreislaufsystem. Gerade dadurch, daß es eine Mittelstellung einnimmt bzw. herstellt, ist es auch bei gegensätzlichen Erkrankungen angezeigt. Damit ist aber ganz gewiß nicht gesagt, daß es alle übrigen Medikamente überflüssig machen würde. Wohl aber kann es die anderen ergänzen und vor allem durch Wiederherstellung der gesunden Funktion das Auftreten in eine Krankheit verhindern. (Durch die neuere Gesetzgebung ist Cardiodoron rezeptpflichtig, da es Hyoscyamus in D3 enthält. Diese Dosierung ist zwar weit unterhalb einer möglichen »giftigen« Wirkung, doch glaubt man heute »aus Sicherheitsgründen« in diesem Bereiche derartige Auflagen machen zu müssen. Freiverkäuflich ist lediglich die Zubereitung Cardiodoron mite, das Hyoscyamus in noch schwächerer Dosierung enthält.)

Es handelt sich also hier um ein neues Heilprinzip! Selbstverständlich kann man spezifisch das Herz behandeln oder den Kreislauf. Auch wenn man diese zwei Medikamente mischt, ist doch die Wirkung getrennt. In Cardiodoron aber ist durch die besondere Zubereitung und durch die dritte Komponente eine neue Verbindung geschaffen, die die gesunde Verbindung von Herz und Kreislauf anspricht. Dadurch wird weniger das Organ Herz oder Kreislauf angesprochen als deren Funktion. Genau diese steht aber am Anfang einer organischen Erkrankung. Das Organ versagt schließlich, das heißt wird krank, wenn es dauernd falsch belastet wird, genauso wie der Mensch krank wird, der falsch arbeitet (nicht viel arbeitet). Ist die Funktion in Ordnung, wird das Organ nicht krank bzw. kann es wieder gesund werden. Deshalb ist es keine »Herzstütze«, wie man im allgemeinen die Therapie mit den Herzglykosiden nennt, und kann diese auch nicht ersetzen, sondern wirkt wiederherstellend auf die gesunde Funktion.

Blutdruckkrankheiten

Das Entstehen des Blutdruckes ist genau bekannt: Das arterielle System, also die vom Herzen ausgehenden Gefäße stehen unter einem wechselnd hohen Druck. Er entsteht dadurch, daß in den Gefäßwänden sogenannte glatte Muskulatur existiert, die die Gefäße immer unter einer gewissen Spannung hält, was man Tonus nennt. Wer aber bestimmt, ob sich diese Muskeln zusammenziehen oder nicht, das heißt ob der Blutdruck steigt oder sinkt? Natürlich kennt man heute verschiedene Hormone, die auf den Blutdruck einwirken. Wer aber lenkt sie?

Solch einen »Blutdruck« gibt es zum Beispiel im Pflanzenreich überhaupt nicht, auch nicht bei den höchsten Bäumen. Der Blutdruck ist eine typische Erscheinung der höheren Tiere und des Menschen. Wie man bereits daraus ersehen kann, muß es sich hierbei um seelische Einwirkungen handeln. Es wurde bereits dargelegt (s. Seite 22), daß es gerade die seelische Anspannung ist, die auf die Gefäße bzw. den Blutdruck einwirkt. Die Höhe des Blutdrucks ist aber nicht nur von der augenblicklichen seelischen Anspannung abhängig, sondern auch vom Lebensalter. Als ganz schematischer Richtwert gilt, daß der Blutdruck etwa im Bereich Lebensalter plus 100 liegen sollte. Wenn man von den genannten Gründen für eine Blutdruckerhöhung absieht, gibt es aber Menschen, die immer einen erhöhten oder erniedrigten Blutdruck haben, was ab einem gewissen Grade krankhaft ist.

Hypertonie – zu hoher Blutdruck

Die Hypertonie gilt als die am weitesten verbreitete Krankheit. Sie verursacht zumindest bei Beginn keine Beschwerden – im Gegenteil: Bei erhöhtem Blutdruck fühlt sich der Mensch gut und leistungsfähig. Das ist sehr leicht zu erleben: Nach einer Tasse Kaffee fühlen sich die meisten Menschen »erfrischt«, in Wirklichkeit aber angeregt, seelisch ansprechbarer. Damit verbunden ist ein Ansteigen des Blutdruckes, das heißt, der Mensch ist mit seiner Seele mehr mit dem Körper verbunden. Dadurch wird er aktiver und leistungsfähiger.

Dauert dieser Zustand an, dann treten Organschäden auf, die eben oft erst spät entdeckt werden, weil der Patient sich durchaus – noch – wohl fühlt. Die Bedeutung dieser Krankheit liegt also in den Folgezuständen, weshalb die Früherkennung wichtig ist. Der Hochdruck selbst begünstigt Erkrankungen der Nieren, des Herzens, und zwar sowohl die Herzschwäche wie auch den Infarkt, ferner

Veränderungen der Gefäße im Sinne einer Arteriosklerose mit entsprechenden Folgen, wie zum Beispiel Mangeldurchblutung des Gehirns, Blutungen oder Schlaganfall.

Ebenso wie beim Herzen sind auch für den Blutdruck Risikofaktoren bekannt, die zumeist dieselben sind wie beim Herzen, wenn auch vielleicht in etwas anderer Reihenfolge.

Rauchen bewirkt eine unmittelbare Gefäßverengung. Nikotin ist ein bekanntes Gefäßgift. Bei chronischem Gebrauch kommt es zu Gefäßwandschädigungen mit entsprechenden Folgezuständen wie Arteriosklerose.

Übergewicht bedeutet eine Vermehrung der vorhandenen »Masse«, das heißt der zirkulierenden Blutmenge, die dann eben nicht mehr bewältigt werden kann, es erfordert also tatsächlich erhöhten »Druck«.

Auf die Bedeutung der Ernährung wurde schon ausführlich (s. Seite 20 ff.) eingegangen. Hier, bei der Blutdrucksteigerung, ist das Salz von entscheidender Bedeutung. Gemeint ist das Kochsalz, Natriumchlorid. Die Pflanzensalze wirken völlig anders, ja geradezu gegenteilig. Mit Salz kann man sehr wirksam den Blutdruck regulieren. Es ist jedoch sehr aufschlußreich, daß gerade der Mensch ein außerordentlich starkes Salzbedürfnis hat. Salz ist nämlich die Grundlage für das Bewußtsein. Das war den alten Römern (noch!) bekannt. Das lateinische Wort sal

bedeutet nicht nur Salz, sondern auch Verstand, Witz, Schnelligkeit der Gedanken. Alles das sind aber wieder besondere seelische Fähigkeiten. Und daß der Mensch sich wohl fühlt, dazu gehört auch, daß er Bewußtsein hat. Kein Wunder deshalb, daß ein Hypertoniker, der sich ohnehin wohl fühlt und sich gern erlebt, auch noch gerne Salz ißt, womit sich der Teufelskreis verstärkt. Bevor die modernen Medikamente zur Senkung des Blutdrucks entwickelt wurden, war ein absoluter Salzverzicht neben einem Aderlaß die einzige Möglichkeit, den Blutdruck zu senken. Eine wirklich absolut salzfreie Kost ist aber nicht nur völlig geschmacklos, sondern auf Dauer allein wegen der Durchführbarkeit schon für den Patienten eine große Belastung.

Es versteht sich aber von selbst, daß Hypertoniker diese Risikofaktoren ausschalten oder zumindest wesentlich begrenzen müssen. Allerdings gibt es moderne Medikamente, die derartig zuverlässig wirken, daß dem Patienten das nicht mehr nötig erscheint. Man kann heute medikamentös das Salz durch die Saluretika ausschwemmen, die Gefäßkrämpfe lösen und das Übergewicht durch sogenannte Appetitzügler angehen. Unter dieser medikamentösen »Einstellung« gelingt es, daß der Patient ein »normales« Leben führen kann und auf »Genüsse des Lebens« nicht zu verzichten braucht, doch muß er diese Medikation ein Leben lang beibehalten. Es ist offensichtlich, daß er dadurch nicht geheilt wird, sondern in gewisser Weise von den Medikamenten abhängig wird. Es sei ausdrücklich darauf hingewiesen, daß es bei dem sogenannten fixierten Hochdruck nach langjährigem Krankheitsverlauf, wenn zum Beispiel bereits die Niere geschädigt ist, keine andere Möglichkeit gibt! Um so wichtiger aber ist es, bevor es soweit kommt, den Beginn einer Hochdruckerkrankung zu erkennen und entsprechende Maßnahmen zu ergreifen, wobei es selbstverständlich unbedingt nötig ist, auch die Risikofaktoren zu berücksichtigen.

Aus der Volksheilkunde sind eine Reihe von Pflanzen bekannt, die sich zu Beginn des Hochdrucks, wenn er noch gut zu beeinflussen ist, bewährt haben. Es handelt sich vor allem um Präparate aus der Mistel, den Ölbaumblättern, Birkenblättern und Knoblauch. Diese sind sowohl allein wie auch in vielen Kombinationen im Handel. Eine Pflanze besonderer Art ist die aus dem Osten stammende Rauwolfia, die zwar sehr wirksam, aber in der Anwendung nicht unproblematisch ist. Selbst bei fachgerechter Einnahme können Verstimmungszustände auftreten.

Noch wichtiger ist es aber, die wirklichen Hintergründe, also die Ursache des erhöhten Blutdruckes anzugehen. Bei der Entstehung des Blutdrucks wurde geschildert, daß sich hierbei die Seele des Menschen stärker mit dem Körper, genauer gesagt, mit dem Gefäßsystem verbindet, als es sein sollte. Wenn dies vorübergehend geschieht, wie in den Beispielen erwähnt, dann ist alles in Ordnung, ja es ist sogar notwendig, daß bei bestimmten durch äußere Einflüsse bedingten Anspannungen der Blutdruck erhöht wird, um entsprechend aktiv sein zu können. Das Problem ist der Dauerzustand. Anders ausgedrückt: In diesen Fällen gelingt es dem Menschen nicht mehr, sein seelisches Engagement zurückzunehmen. Er produziert dauernd Anspannung, der Druck läßt nicht nach. Hier liegt der wirkliche Ansatzpunkt, das heißt, der Mensch muß lernen, von seinem Ich aus die Seele zu beherrschen. Das ist natürlich leichter gesagt als getan und keinesfalls in einer Woche zu erreichen. Seit alters her wußten die Menschen um die große Bedeutung, innere Ruhe zu erwerben, was geübt werden muß. Freilich kann man heute »Entspannung« auch medikamentös erreichen. Dann nimmt man dem Organismus seine Mühe ab, und er lernt gerade nicht, sich zu beherrschen. Das »Abschalten« muß vom Menschen selbst durchgeführt werden, nicht vom Medikament. Ebenso wie bei der Herztherapie ist es hier vonnöten, in den rhythmisch (!) eingeschalteten Pausen nicht ins Nichts zu fallen, sondern zum Beispiel seine Gedanken mit völlig anderen Inhalten zu füllen, ja zu anderen Tätigkeiten zu kommen, was wiederum im idealen Sinne durch die künstlerische Therapie ermöglicht wird. Es handelt sich eben nicht darum, die Aktivität zu lähmen, sondern sie anders einzusetzen, auf einem anderen Gebiet.

Abschließend sei zu dieser Problematik noch gesagt, daß es keineswegs erstrebenswert ist, den Blutdruck etwa auf »Normalwerte einzustellen«, was medikamentös heute ohne weiteres möglich ist. Ein zu tiefes Absinken – was individuell sehr verschieden ist – kann die Lebensqualität des Patienten derartig beeinflussen, daß er seinen Aufgaben nicht mehr gerecht wird. Man spricht deshalb heute auch von einem sogenannten Erfordernishochdruck, das heißt, daß manche Menschen eben einen etwas höheren Blutdruck nötig haben als andere.

Hypotonie – zu niedriger Blutdruck

Hier liegen die gegenteiligen Verhältnisse vor: Die Seele des Menschen verbindet sich zu wenig mit dem Gefäßsystem, so daß der ganze Organismus schlaff erscheint und unter Umständen sogar antriebslos. Bleibt die Frage, warum dies bei dem einen Menschen stärker, beim anderen schwächer als »normal« geschieht. Im Gegensatz zum hohen Blutdruck, der eigentlichen Blutdruckkrankheit, gibt es durch einen zu niedrigen Blutdruck, also bei der Hypotonie, keine Organschäden! Deshalb ist es auch in diesem Falle nicht dringend nötig, einzugreifen. Allerdings werden

Menschen mit einer Hypotonie oft Zeiten durchmachen, in denen sie nicht leistungsfähig sind. Das hängt eben mit der Konstitution zusammen, die in den meisten Fällen nicht gerade eine »Bärennatur« ist. Sie haben nicht so viel Lebenskräfte zur Verfügung wie der Hypertoniker und gehen deshalb sparsamer damit um. Oft fehlt ihnen etwas Eisen, ohne daß sie deshalb aber blutarm sind! Es ist nicht einfach, dies festzustellen, sondern erfordert genauere Kenntnisse. Gerade pflanzliches Eisen, wie es zum Beispiel in der Brennnessel vorliegt, kann hier sehr hilfreich sein (als Tee oder als Zusatz im Spinat). Sehr rasch wirkt Rosmarin, eine Pflanze aus dem Mittelmeerraum, die aber auch in kühleren Zonen noch gedeiht. Es gibt ausgezeichnete Badezusätze, die man entweder zu einem Vollbad benutzt oder zu morgendlichen Abwaschungen. Auch ein Gefäßtraining, etwa durch warme und kalte Fußbäder, sowie warmes und kaltes Duschen können bei richtiger Durchführung den Kreislauf entsprechend anregen. Auch hier ist ein sinnvolles körperliches Training hilfreich. Jedoch muß sich ein Hypotoniker immer vor Überlastungen schützen, denen er rasch zum Opfer fällt.

Viele Hypotoniker merken ganz genau, was sie »brauchen«, nämlich Kaffee. Ohne diesen kommen sie überhaupt nicht in Gang. Das ist zwar durchaus erfolgreich, aber in vielen Fällen erfolgt eine Nachschwankung. Wenn die Wirkung des Kaffees abklingt, setzt erst recht eine große Müdigkeit und Erschöpfung ein. In diesen Fällen ist der Dauergebrauch von Kaffee mindestens ebenso gefährlich wie beim Hypertoniker, da hier Lebenskräfte vorzeitig verbraucht werden. Damit ist selbstverständlich nichts dagegen gesagt, daß ab und zu eine Anregung dem Hypotoniker sehr gut tut und dies auch für ihn notwendig ist. Dieser »Erfolg« läßt sich aber nicht beliebig oft wiederholen.

Zusammenfassend läßt sich über die Blutdruckkrankheiten sagen, daß sie mit der Konstitution des Menschen in Zusammenhang stehen. Diese aber wird vom Schicksal dem Menschen gegeben und ist ganz individuell. Deshalb sind gerade hier nicht »Normalwerte« erstrebenswert, sondern Maßnahmen, die lediglich die extremen Zustände begrenzen.

Wo hier die Grenzen liegen, ergibt sich aus der Biographie des Menschen. Dies herauszufinden ist eine Kunst, keine Entscheidung durch eine Tabelle. Zu dieser ärztlichen Kunst gehört es, daß nicht nur der Mensch vor Schaden bewahrt, sondern ihm selbstverständlich auch ermöglicht wird, seinen Schicksalsweg seinem Geiste gemäß zu gehen.

Das Herz-Kreislauf-System – die medizinisch-naturheilkundliche Sichtweise

Gerhard Leibold

Aufbau und Funktion des Herz-Kreislauf-Systems

Anatomie und Funktion des Herzens

Das Herz ist ungefähr so groß wie eine Faust und wiegt durchschnittlich 300 g. Es befindet sich in der Brust hinter dem Brustbein. Seine Lage weicht von der Körpermittellinie etwas nach links ab. Außen wird der Hohlmuskel vom Herzbeutel überzogen, innen ist er mit der zarten Innenhaut ausgekleidet. Eine Scheidewand teilt das Herz in zwei ungleiche Hälften. Links von einer gedachten Achse, die vom linken 5. Zwischenrippenraum schräg nach oben hinten verläuft, befindet sich oben der linke Herzvorhof und darunter die linke Herzkammer. Durch die zweizipfelige Mitralklappe stehen die beiden miteinander in Verbindung. Rechts von der Achse befindet sich oben der rechte Herzvorhof und darunter die rechte Herzkammer. Die Klappe dazwischen ist dreizipfelig und wird als Trikuspidalklappe be- zeichnet. Die beiden Herzklappen lassen das Blut nur aus den Vorhöfen in die Kammern strömen, aber nicht umgekehrt; sie wirken also wie Ventile. Von der linken Herzkammer geht die Körperhauptschlagader (Aorta) ab, die das Blut in den Körper leitet. Hier verhindert die Aortenklappe, daß das Blut ins Herz zurückströmt. Die rechte Herzkammer pumpt das Blut in den Lungenkreislauf, der Übergang zur Lungenarterie wird durch die Pulmonalklappe ventilartig verschlossen.

Das Herz arbeitet rhythmisch. Der Muskel zieht sich zusammen (Systole) und erschlafft wieder (Diastole). Am Ende jeder Diastole ist eine kurze Pause, bevor eine neue Systole beginnt. Die für die Kontraktion notwendigen Impulse entstehen im herzeigenen Reizbildungssystem und werden durch das eigene Reizleitungssystem weitergeleitet. Im Sinusknoten in der Wand des rechten Vorhofs werden die Impulse für die beiden Vorhöfe gebildet, die sich mit kurzer Verzögerung in die Kammern fortsetzen. Allerdings können die Impulse für die Kammern auch in anderen Teilen des Systems gebildet werden. Zwischen dem rechten Vorhof und der rechten Kammer befindet sich als untergeordnetes Reizbildungszentrum der Aschoff-Tawara-(AV-)Knoten. Den Übergang zwischen Vorhof und Kammer bildet das His-Bündel, dessen Schenkel nach unten steigen und sich verästeln. Die Ausläufer des His-Bündels unter die Herzinnenhaut bezeichnet man als Purkinje-Fasern. Die Impulse für die Herztätigkeit gehen also vom Sinusknoten aus und werden über den Aschoff-Tawara-Knoten und das His-Bündel bis zu den Purkinje-Fasern geleitet.

Um die Herztätigkeit auf die Bedürfnisse des Körpers abzustimmen, ist es mit dem vegetativen Nervensystem verbunden. Wenn diese Verbindung unterbrochen wird, arbeitet das Herz selbständig in seinem ihm eigenen Rhythmus weiter.

Im Durchschnitt schlägt das Herz 65- bis 75mal pro Minute, im Lauf des Lebens insgesamt ungefähr 3milliardenmal. Pro Minute bewegt es 6 l, stündlich über 360 l, am Tag rund 9000 l Blut durch den Körper. Diese Leistung entspricht fast einem Viertel PS und reicht aus, um ein Gewicht von 50 kg 1000 m hochzuheben.

Das Herz benötigt natürlich auch selbst Blut, um Sauerstoff und Nährstoffe für seine Arbeit zu erhalten. Die Versorgung übernehmen die Herzkranz-(Koronar-)gefäße, die – wie der Name schon sagt – das Herz wie ein Kranz umgeben. Gleich nach dem Austritt der Aorta aus dem Herzen gehen von ihr die Koronargefäße ab und verzweigen sich. Sie folgen den Furchen, die zwischen den Vorhöfen und Kammern bestehen, und verästeln sich immer weiter, so daß der ganze Herzmuskel durchblutet wird.

Beim Verschluß einer Koronararterie (Herzinfarkt) kann kein Blut über andere Koronararterien herangeführt werden. Das hat zur Folge, daß ein unterschiedlich großer Bezirk des Herzmuskels von der Blutversorgung abgeschnitten wird und abstirbt.

Die Blutgefäße

Das Herz hält den Blutstrom im Körper durch seine Pumptätigkeit in Gang. Im Organismus wird das Blut dann durch die Blutgefäße verteilt. Dabei unterscheidet man Arterien, Venen und Kapillaren (Haargefäße).

Als Arterien (Puls-, Schlagadern) bezeichnet man die Blutgefäße, die das Blut vom Herzen wegleiten. Im Körperkreislauf enthalten sie sauerstoffreiches Blut, im Lungenkreislauf hingegen strömt sauerstoffarmes Blut vom Herzen weg zur Lunge.

Der Durchmesser der Körperhauptschlagader und der Lungenarterien beträgt ungefähr 2–3 cm, nimmt bei den kleineren Arterien ab und liegt bei den kleinsten Arterien, den Arteriolen, die in die Kapillaren übergehen, oft nur noch bei 0,01 mm.

Die Wände der Arterien bestehen aus drei Schichten: außen die Adventitia, in der Mitte die Media und innen die Intima. In der bindegewebigen Adventitia verlaufen die vegetativen Nerven, welche die Gefäßmuskulatur steuern, und kleinste Gefäße zur Versorgung der Arterienwand selbst. Die Media enthält elastische Fasern und glattes Muskelgewebe. In den großen Arterien und der Aorta überwiegt das elastische Gewebe; sie werden deshalb bei jeder Systole durch den ansteigenden Blutdruck gedehnt und ziehen sich in der Diastole dank ihrer Elastizität wieder zusammen, wobei sie das Blut ohne Pumpdruck des Herzens weitertreiben (»Windkesselfunktion«). Die kleineren Arterien sind weniger elastisch, sie besitzen dafür aber mehr Muskelfasern, so daß sie sich aktiv erweitern und verengen können, um den Blutstrom zu den von ihnen versorgten Organen zu regulieren. Die Intima der Arterien besteht aus einer Schicht dünner, platter Zellen (Endothelzellen). Solange sie intakt ist, gerinnt das Blut in den Gefäßen nicht.

Die Venen (Blutadern) leiten das Blut zum Herzen. Im großen Körperkreislauf handelt es sich dabei um sauerstoffarmes Blut, im kleinen Lungenkreislauf um sauerstoffreiches Blut.

Die Wände der Blutadern bestehen ebenfalls aus den drei Schichten: außen die Adventitia, in der Mitte die Media und innen die Intima. Da sie aber nicht die starke Blutdruckwelle des Herzens aushalten müssen, die sich in den Arteriolen und Kapillaren verläuft, sind die Wände der Venen dünner als die der Arterien. Insbesondere die Muskelschicht ist schwächer ausgebildet.

Das venöse System beginnt mit kleinen Venen, die das Blut aus den Kapillaren übernehmen. Sie vereinigen sich zu immer größeren Venen, die schließlich alle entweder in die obere oder in die untere Hohlvene einmünden; diese transportieren das Blut dann zum Herzen.

Da der Blutdruck in den Venen gering ist und der Pumpdruck des Herzens kaum noch wirkt, muß das Blut auf andere Weise bewegt werden. Von entscheidender Bedeutung sind dabei die Muskeln in der Umgebung der Venen, die bei jeder Bewegung wie eine Pumpe auf die Blutsäule in den Venen wirken (»Venen-Muskel-Pumpe«). Ähnlich – wenn auch nicht so kräftig – wirkt die Pulswelle in den benachbarten Arterien. Außerdem trägt die Saugwirkung der Atmungsmechanik des Brustkorbs mit zum Blutfluß in den Venen bei. Damit das Blut in Richtung des Herzens strömt, befinden sich in den Venen Klappen mit Ventilfunktion. Sie lassen das Blut nur in eine Richtung fließen. Wenn es stockt oder zurückfließen will, entfalten sie sich und versperren den Weg.

Die winzigen Kapillaren (Haargefäße) sind zwischen 0,005 und 0,03 mm dick. Sie bestehen nur noch aus einer einzigen, sehr dünnen Wandschicht, die dem Endothel der Intima in den größeren Gefäßen vergleichbar ist. Durch diese Wand erfolgt der Stoffaustausch zwischen Blut und Geweben. Nähr- und Aufbaustoffe treten aus dem Blut in die Gewebe über, umgekehrt werden Kohlendioxid und Abfallprodukte vom Blut aufgenommen und abtransportiert.

Die Kapillaren bilden in allen Geweben und Organen dichte Netzwerke. In der Leber beispielsweise durchströmt das Blut nacheinander sogar zwei Kapillarnetze, die man dann als »Wundernetze« bezeichnet. Aus den kleinen Arterien gelangt das Blut in die Kapillarnetze, nach dem Stoffaustausch fließt es am anderen Ende des Netzwerks in die kleinen Venen. Zwischen Arterien und Venen bestehen zum Teil auch direkte Verbindungen, die Kapillarnetze werden dadurch umgangen.

Der Blutkreislauf

Man unterscheidet zwischen dem großen Körper- und dem kleinen Lungenkreislauf, aber das geschieht lediglich aus methodischen Gründen. Die beiden Kreisläufe bilden zusammen ein geschlossenes System, in dem das Blut durch den Körper zirkuliert. Der große Körperkreislauf beginnt mit der Aorta, die an der linken Herzkammer entspringt. Von ihr gehen große Arterien ab, die sich zu immer kleineren Gefäßen bis hin zu kleinsten Arterien, den

Arteriolen, verzweigen; sie gehen in die Kapillaren über.

Die Arterien leiten sauerstoffreiches Blut vom Herzen weg. Später nehmen sie zum Teil noch die Bestandteile der Nahrung auf. In den Kapillaren treten Sauerstoff und Nahrungsbestandteile in die Gewebe und Organe über, und das Blut nimmt Kohlendioxid und Stoffwechselendprodukte auf.

Das mit Abfallstoffen angereicherte Blut fließt aus den Kapillaren in die kleinsten Venen. Diese vereinigen sich zu immer größeren Blutadern und münden schließlich in die obere und untere Hohlvene ein. In diesen beiden großen Venen strömt das Blut in den rechten Vorhof des Herzens, der es in die rechte Kammer pumpt.

Der kleine Lungenkreislauf beginnt mit der Lungenarterie. Sie entspringt der rechten Herzkammer und leitet – im Gegensatz zu den Arterien des Körperkreislaufs – sauerstoffarmes Blut vom Herzen weg zur Lunge. Die größere rechte und die kleinere linke Lungenarterie, die zum rechten und linken Lungenflügel führen, entspringen einem gemeinsamen Stamm. In den Lungen verästeln sich die beiden großen Lungenarterien zu immer kleineren Arterien und Arteriolen, die in die Kapillaren übergehen, welche die Lungenbläschen umspinnen. Hier gibt das Blut Kohlendioxid in die Lungenbläschen ab und nimmt Sauerstoff daraus auf. Das sauerstoffreiche Blut verläßt die Kapillaren und wird von Venen aufgenommen, die – im Gegensatz zu den Venen des Körperkreislaufs – sauerstoffreiches Blut zum Herzen befördern. Von jedem Lungenflügel führen zwei Lungenvenen in den linken Herzvorhof, aus dem das Blut in die linke Herzkammer gepumpt wird. Mit dem Übertritt in die Aorta beginnt dann wieder der große Körperkreislauf.

Manchmal spricht man auch noch von einem Pfortaderkreislauf, aber diese Bezeichnung ist irreführend. Bei der Pfortader handelt es sich um eine große Vene, die das Blut aus Magen, Darm, Bauchspeicheldrüse und Milz sammelt, zur Leber transportiert und sich darin zu Kapillaren verzweigt. In erster Linie bringt die Pfortader die Nahrungsbestandteile zur Leber, wo sie entgiftet, weiterverarbeitet und teilweise gespeichert werden. Durch Querverbindungen stehen die Zuflüsse der Pfortader und der beiden Hohlvenen miteinander in Verbindung. Deshalb kann es bei Leberleiden zu einem Umgehungskreislauf kommen, der dazu führt, daß sich die Venen auf der Bauchdecke und in der Speiseröhre erweitern.

Die Verbreitung der Herz-Kreislauf-Erkrankungen in den Industriestaaten

Nahezu jeder ältere Mensch ab 65 Jahren leidet heute in den westlichen Industrienationen an Arterienverkalkung, die somit die häufigste Gefäßkrankheit überhaupt ist. Sie muß aber zu keinen stärkeren Beschwerden führen, das hängt vor allem davon ab, welche Gefäßabschnitte wie stark betroffen sind. Als wichtiger Risikofaktor kann die Arterienverkalkung unter anderem Herzinfarkt, Angina pectoris, Schlaganfall und Bluthochdruck begünstigen.

Die Zahl der Herzinfarkte ist bei uns seit einigen Jahren zwar etwas rückläufig, aber noch immer sterben jährlich allein in der Bundesrepublik Deutschland etwa 80 000 Menschen daran. Der Infarkt ist damit die häufigste einzelne Todesursache. Besonders besorgniserregend erscheint dabei, daß der Infarkt mittlerweile immer früher auftritt; schon im 3. und 4. Lebensjahrzehnt ist er bei Männern inzwischen nicht mehr selten.

Der Schlaganfall kommt heute gleichfalls zunehmend bei jüngeren Menschen vor. Auf sein Konto gehen 15 % aller Todesfälle. Jahr für Jahr erkranken etwa 300 000 Menschen daran. Zum Teil können seine Folgen wieder weitgehend rückgängig gemacht werden, aber bei nicht wenigen Patienten bleiben unterschiedlich schwere Dauerstörungen bis hin zur Pflegebedürftigkeit zurück.

Zur Herzschwäche kann es akut in jedem Lebensalter als Folge einer anderen Krankheit kommen. Von chronischer Herzschwäche sind vor allem ältere Menschen betroffen, insbesondere wenn sie unter Verkalkung der Herzkranzgefäße mit chronischer Mangeldurchblutung leiden. Eine leichte Schwächung des Herzmuskels kann aber auch ohne krankhafte Ursache als altersbedingte »Verschleißerscheinung« entstehen.

Unter zu hohem Blutdruck leiden in der Bundesrepublik insgesamt sechs Millionen Menschen. Er gilt als wichtigster Risikofaktor der Arterienverkalkung, die umgekehrt durch den Hochdruck verschlimmert wird. Außerdem begünstigt er Herzschäden und Schlaganfall. Auch unter niedrigem Blutdruck leiden viele Menschen, man schätzt die Zahl der Betroffenen bei uns auf 2,5–3 Millionen. Allerdings gilt er in der Mehrzahl der Fälle als gesundheitlich unbedenklich, da das Herz-Kreislauf-System nicht geschädigt wird. Die subjektiven Beschwerden sind aber zum Teil beträchtlich.

Schließlich sind noch Krampfadern und Hämorrhoiden als häufig in allen westlichen Industrienationen auftretende Gefäßkrankheiten hervorzuheben. Etwa jeder 10. leidet bei uns unter behandlungsbedürftigen Krampfadern. Hämorrhoiden bestehen sogar bei rund 50 % der Bevölkerung. Beide Erkrankungen sind teilweise auf die Ernährungs- und Lebensweise zurückzuführen.

Erkrankungen des Herz-Kreislauf-Systems sind also weit verbreitet und haben meist mehrere Ursachen. Einige davon lassen sich vermeiden, andere sind schicksalhaft. Deshalb gibt es keine absolut sichere Vorbeugung. Aber ein guter Teil der genannten Krankheiten ließe sich durch eine gesundheitsbewußtere Lebensweise vermeiden und verzögern oder doch wenigstens lindern. Dabei kommt auch der psychischen Vorsorge große Bedeutung zu. Trotzdem wird gerade diese Vorsorge oft vernachlässigt.

Risikofaktoren

Während die bisher beschriebenen Risiken der Herz-Kreislauf-Krankheiten überwiegend durch falsche Verhaltensweisen bedingt waren (s. Seite 43), gibt es noch einige andere, davon unabhängige Ursachen, die sich nicht beeinflussen lassen. Sie spielen aber meist keine so gewichtige Rolle, sondern kommen erst dann zum Tragen, wenn andere Risikofaktoren hinzutreten. Deshalb müssen sie nicht schicksalhaft zur Krankheit führen, sondern können durch eine sehr gesundheitsbewußte Lebensführung abgeschwächt werden.

Ungünstige Erbanlagen können von einer gewissen Bedeutung sein. Wahrscheinlich gibt es aber keine spezielle Anlage für die einzelnen Herz-Kreislauf-Krankheiten, sondern nur ein anlagebedingt allgemein erhöhtes Risiko, das nicht unbedingt zur Erkrankung führt. Besonders hoch kann die Gefährdung dann sein, wenn einer oder beide Elternteile an Krankheiten des Herz-Gefäß-Systems litten. Vielleicht läßt sich das aber auch auf falsche Ernährungs- und Lebensgewohnheiten zurückführen. Dann muß man besonders sorgfältig darauf achten, daß man diese Gewohnheiten nicht unkritisch übernimmt.

Auch das Geschlecht spielt eine Rolle, das gilt vor allem beim Herzinfarkt. Frauen erleiden vor den Wechseljahren seltener einen Infarkt, weil die weiblichen Geschlechtshormone einigen Schutz davor bieten.

Neben den Hormonen nimmt man auch noch genetische Schutzfaktoren an, die aber noch nicht genau bekannt sind. Außerdem beugt der bessere Umgang mit Gefühlen, die Frauen nicht so stark wie viele Männer unterdrücken, dem Infarkt vor. Dieser geschlechtsspezifische Vorteil wird aber teilweise wieder zunichte gemacht, wenn Frauen rauchen oder die Pille zur Schwangerschaftsverhütung einnehmen.

Herzkrankheiten

Aus der ganzheitlichen Sicht der anthroposophischen Medizin – wie überhaupt der Naturheilkunde – ist kennzeichnend, daß man Herzkrankheiten aus ihren tieferen, eigentlichen Ursachen versteht und sie so behandelt, daß der kranke Mensch an Körper, Geist und Seele wieder heil wird. Das ist ein entscheidender Unterschied zur üblichen Therapie, die sich auf die »Reparatur« örtlicher Defekte beschränkt.

Seelisch-nervöse Herzfunktionsstörungen

»Organisch sind Sie völlig gesund, das kommt alles nur von den Nerven.« Diese Diagnose hören tagtäglich unzählige Menschen, die wegen subjektiver Herz-Kreislauf-Beschwerden den Arzt aufgesucht haben. Beruhigt werden sie durch diesen Befund oft nicht. Einige mißtrauen ihm, weil sie sich nicht vorstellen können, daß alle ihre Beschwerden nur nervös verursacht sein sollen, denn sie leiden erheblich darunter. Andere befürchten, daß sie zum eingebildeten Kranken abgestempelt werden. Sie irren oft jahrelang von einem Arzt zum anderen, ohne je wirklich Hilfe zu bekommen. Niemand nimmt sich die Zeit, die Wurzeln ihrer Beschwerden zu finden. Der Griff zum Rezeptblock, die Verordnung eines Beruhigungsmittels ist eben einfacher (und auch für den Patienten bequemer) als der Versuch, sich aktiv mit dem auseinanderzusetzen, was die Seele mit den körperlichen Störungen zum Ausdruck bringt.

Die heute verbreiteten »nur« seelisch-nervösen Störungen der Herzfunktionen dürfen niemals auf die leichte Schulter genommen werden. Wenn sie längere Zeit bestehen, kann sich daraus ein organischer Schaden entwickeln. Deshalb müssen alle Herzbeschwerden, auch wenn sie nur gelegentlich auftreten und offensichtlich mit seelisch-nervösen

Belastungen zusammenhängen, möglichst bald ganzheitlich behandelt werden.

Angst und Beklemmung am Herzen. Wegen der Sonderstellung, die das Herz in der Vorstellung der Menschen einnimmt, werden Ängste oft darauf übertragen und stören seine Funktionen. Symptomatisch ist oft ein Angstgefühl, das direkt aus dem Herzen aufzusteigen scheint. Begleitet wird es von Beklemmung in der Brust mit Atemnot und beschleunigtem Herzschlag. Daneben bestehen meist noch andere nervöse Funktionsstörungen, zum Beispiel an den Verdauungsorganen, allgemeine Nervosität, Gereiztheit, Schlafstörungen und nervöses Schwitzen. Hinter dieser Angst kann sich eine tiefe Lebensangst und Unsicherheit verbergen, deren Wurzeln zum Teil weit in die Kindheit zurückreichen. Aber auch bei akuten Konflikten, Sorgen, dauernder Überforderung und ähnlichen negativen Belastungen reagiert das Herz nicht selten in dieser Weise. Zu denken ist auch an organische Ursachen, zum Beispiel hormonelle Veränderungen, vor allem in der Pubertät und in den Wechseljahren, Überfunktion der Schilddrüse oder verschiedene Mangelzustände. Schließlich können sich auch beginnende Herzkrankheiten, die noch keine anderen Beschwerden verursachen müssen, durch Herzangst und Beklemmung ankündigen. Eine zuverlässige Unterscheidung zwischen seelisch-nervösen und körperlichen Ursachen, nach der sich die Behandlung richtet, ist nur dem Therapeuten möglich.

Zunächst muß man sich bei seelisch-nervöser Herzangst fragen, was damit werden soll. Da die Ursachen oft unbewußt sind, gelingt das nicht immer selbständig, sondern kann psychotherapeutische Hilfe erfordern. Dabei werden die Wurzeln der Angst wieder bewußt gemacht und verarbeitet. In leichteren Fällen kann das autogene Training oder eine andere Entspannungsmethode mit positiver Selbstbeeinflussung ausreichen, um die Angst zu besiegen.

Die Pflanzenheilkunde empfiehlt bei Angstzuständen mit Herzbeteiligung vor allem Weißdorn, bei Bedarf ergänzt durch Baldrian. Dadurch wird die Tätigkeit des vegetativen Nervensystems allgemein harmonisiert, das Herz beruhigt und vor Schäden durch die Fehlfunktion geschützt. Die Drogen verwendet man am besten als Fertigarzneimittel, weil sie dann genauer dosierbar sind. Ihre Wirkung läßt sich durch ein warmes Bad am Abend unterstützen.

Als »Geheimtip«in der Volksmedizin gilt der Borretsch, der aber nicht immer hilft. Man bereitet ihn mit 1 Teelöffel Droge auf 1 Tasse kochendes Wasser zu, läßt 10 Minuten ziehen und nimmt täglich 3 Tassen ein.

Homöopathische Arzneimittel gegen die Herzangst muß der Fachmann verordnen, da es dabei auf die individuell richtige Auswahl ankommt. Sie haben sich ebenfalls gut bewährt.

Ergänzt wird die Behandlung durch ausreichend Bewegung an der frischen Luft, die der Angst entgegenwirkt, das Nervensystem stabilisiert und die Herz-Kreislauf-Funktionen stärkt, abhärtende Wasseranwendungen (zum Beispiel tägliches Wassertreten in der bis zur Wadenmitte mit kaltem Wasser gefüllten Badewanne) und Atemübungen, die unter fachlicher Anleitung erlernt werden müssen.

**Die Herzneurose –
Verschiebung seelischer Konflikte**

Die Herzneurose läßt sich nicht immer eindeutig gegen die Herzangst abgrenzen, denn sie wird oft ebenfalls von Angstzuständen begleitet. Beiden Funktionsstörungen des Herzens liegen ähnliche Ursachen zugrunde; bei der Herzneurose überwiegen seelische Fehlentwicklungen, die meist schon in der frühen Kindheit begründet wurden.

Herzneurosen sind weit verbreitet; man schätzt, daß 10–15% aller Patienten, die in die Praxis des Allgemeinmediziners kommen, darunter leiden. Vorwiegend handelt es sich um Männer (3mal häufiger als Frauen) zwischen dem 20. und 40. Lebensjahre. Sie klagen über Mißempfindungen in der Herzgegend, vor allem anfallsweises Herzklopfen mit Atemnot schon bei geringen Anstrengungen. Durch Streß, Aufregungen und oft auch bei Wetterveränderungen

werden die Beschwerden deutlich stärker. Hinzu kommen häufig Schwindelanfälle, unregelmäßige Pulsschläge und Schwankungen des Blutdrucks und einige Allgemeinsymptome wie innere Unruhe, Kopfschmerzen, Schlafstörungen, Konzentrations-, Leistungsschwäche, depressive Verstimmungen, Neigung zum nervösen Schwitzen und chronisch kalte Hände und Füße. Organische Ursachen für die Beschwerden lassen sich auch bei gründlicher Untersuchung nicht feststellen.

Häufig wird die Herzneurose von nervösem Luftschlucken begleitet. Es führt zu starken Blähungen und erzeugt ein Kloßgefühl im Hals. Auffällig ist bei vielen Herzneurotikern auch noch die übersteigerte Angst vor Krankheiten, insbesondere vor einem Herzinfarkt. Darauf reagieren die Patienten mit übermäßiger Schonung.

Zur Behandlung muß dem Patienten zunächst die Gewißheit vermittelt werden, daß keine organische Herzkrankheit vorliegt, seine Befürchtungen also gegenstandslos sind. Das fällt oft schwer, weil er den Befunden wegen seiner subjektiv erheblichen Beschwerden mißtraut. Es erfordert Geduld und Einfühlungsvermögen, bis er genügend Vertrauen gefaßt hat und bereit ist, aktiv bei der Therapie mitzuarbeiten.

Zur Psychotherapie und medikamentösen Behandlung gilt, was schon bei der Herzangst ausgeführt wurde. Welche Heilverfahren notwendig sind, richtet sich nach dem Einzelfall. Bei Neigung zu stärkeren Blähungen werden diese zusätzlich durch Kräuterarzneimittel behandelt, die als Hauptbestandteile Fenchel und Kümmel enthalten. Depressive Verstimmungen sprechen auf Tropfen oder Dragees mit Johanniskraut gut an, die zugleich harmonisierend auf das vegetative Nervensystem wirken und die Wetterfühligkeit vermindern.

Von den Kneippschen Wasseranwendungen eignen sich vor allem kalte Armbäder, die mehrmals täglich je 20–30 Sekunden lang durchgeführt werden, und warme Fußbäder mit fertigem Baldrian- oder Fichtennadelextrakt, die 1- bis 2mal am Tag je 10 Minuten lang angewendet werden und mit einem kalten Guß enden.

Besonders wichtig ist ausreichend körperliche Bewegung, die aber nicht überfordern darf. Die Erfahrung der langsam zunehmenden körperlichen Leistungsfähigkeit wirkt der Infarktangst entgegen und beeinflußt die Herzsymptome günstig. Keinesfalls darf man das Schonverhalten der meisten Herzneurotiker hinnehmen, das nach den objektiven Befunden nicht gerechtfertigt ist. Dadurch würde die Herzneurose nämlich chronisch, weil das Verhalten sich eingeschliffen hat. Dem muß man frühzeitig entgegenwirken.

Da die funktionellen Beschwerden ebenso schlimm wie bei einer organischen Herzkrankheit sein können, ist eine sichere Unterscheidung nur durch gründliche Untersuchung möglich. Einen ersten Verdacht auf seelisch-nervöse Ursachen erhält man aus dem Verhalten der Patienten; organisch Herzkranke bleiben bei anfallsweisen Beschwerden meist instinktiv ruhig, während Herzneurotiker auffällig unruhig und aufgeregt wirken.

Herzrhythmusstörungen

Herzrhythmusstörungen können harmlos sein, wenn sie zum Beispiel vorübergehend durch Aufregung auftreten. Sie können aber auch akute Lebensgefahr bedeuten! Auch wenn sie nur gelegentlich einmal entstehen, sollte man sich möglichst bald fachgerecht untersuchen lassen, denn eine ursächliche Behandlung kann lebenserhaltend sein.

Die Extrasystolie

Als Extrasystolie oder Herzstolpern bezeichnet man einen Zustand, bei dem Herzschläge außer der Reihe auftreten, also zusätzlich zum normalen Herzschlag Systolen vorkommen. Je nachdem, ob das Signal dazu vom Reizbildungssystem des Vorhofs oder der Kammer ausgeht, unterscheidet man die folgenden beiden Formen:
– supraventrikuläre Extrasystolen (ausgehend vom Vorhof), meist eine harmlose Folge von Kreislaufstörungen und
– ventrikuläre Extrasystolen (ausgehend von der Kammer), die ebenfalls harmlos sein können, aber häufiger auch bei Herz-

muskelschäden, Herzklappenfehlern oder Überdosierung des Herzmittels Digitalis (Fingerhut) entstehen.

Außerdem kennen wir noch die Wenckebach-Periodik, eine Störung des Herzrhythmus durch Schädigung des Reizleitungssystems zwischen Vorhof und Kammer. Dabei nimmt die Überleitungszeit bei jedem Herzschlag so lang zu, bis ein Herzschlag ganz ausfällt und eine deutliche Lücke entsteht. Die Leistungsfähigkeit des Herzens wird dadurch aber meist nicht nennenswert beeinträchtigt.

Harmlose Extrasystolen durch nervöse Fehlsteuerungen müssen nicht behandelt werden. Man sollte aber versuchen, sie durch regelmäßiges Entspannungstraining zu beeinflussen. Gehäuft auftretende Extrasystolen können als Warnzeichen einer organischen Herzkrankheit auftreten; Klarheit bringt nur die baldige fachmännische Untersuchung, nach deren Befund sich die Therapie richtet.

Herzjagen

Das Herzjagen ist ein mehrdeutiges Symptom. Das Herz reagiert damit auf verschiedene Störungen, die das Reizbildungssystem beeinflussen. Häufig kommt es dazu bei Erregung des Sympathikusnerven durch Aufregung, übermäßige körperliche Anstrengung oder Fieber, ferner bei drohendem Herzversagen, Lungenkrankheiten mit Sauerstoffmangel oder durch Hormone der Schilddrüse und der Nebennieren.

Wenn das Herzjagen nicht nur vorübergehend aus nicht krankhafter Ursache auftritt, muß eine ursächliche Behandlung durch den Fachmann eingeleitet werden. Das gilt auch, wenn das Herz durch seelisch-nervöse Einflüsse ständig schneller schlägt, weil das Herz dadurch im Lauf der Zeit geschädigt wird.

Eine Sonderform ist das anfallsweise Herzjagen (paroxysmale Tachykardie). Dabei erhöht sich der Puls plötzlich auf 150–250 Schläge pro Minute. Der Anfall kann einige Minuten bis Stunden dauern, selten mehrere Tage. Am Ende des Anfalls wird meist eine größere Menge relativ hellen Urins ausgeschieden.

Die Ursache läßt sich häufig nicht feststellen, manchmal bestehen Tumoren am Nebennierenmark. Auslösend wirken alle Reize, die den Puls beschleunigen, insbesondere körperliche Anstrengung sowie Fieber, Alkohol, Nikotin und Kaffee.

Der akute Anfall läßt sich oft rasch unterbrechen, indem man den Vagusnerven reizt. Dazu kann man künstlich Erbrechen herbeiführen (Finger in den Hals stecken) oder eine Eiskrawatte um den Hals legen. Genügt das nicht, wird der Therapeut aufgesucht, denn ein längerer Anfall erschöpft das Herz. Solchen Anfällen kann man vorbeugen, indem man bekannte auslösende Faktoren meidet. Durch regelmäßiges autogenes Training oder eine andere Entspannungstechnik kann man Gelassenheit üben. Bei Bedarf werden zusätzlich pflanzliche Beruhigungsmittel mit Baldrian, Herzgespann, Hopfen und Melisse verabreicht. Außerdem sollte man sich ausreichend – ohne Überforderung – an der frischen Luft bewegen und sich durch kalte Kneippsche Wasseranwendungen (vor allem Wassertreten) abhärten.

Herzflattern und -flimmern

Beim Herzflattern erhöht sich der Herzschlag auf über 150 Schläge pro Minute. Wenn nur der Vorhof davon betroffen ist, verursacht das oft keine Beschwerden und wird meist nur zufällig bemerkt. Bedenklich ist das kombinierte Vorhof-Kammer-Flattern oder das Vorhofflattern mit gleichzeitig verlangsamtem Kammerherzschlag.

Beim Herzflimmern, das Vorhof, Kammer oder beide gleichzeitig betreffen kann, erhöht sich der Herzschlag auf über 300 Schläge pro Minute. Bei dieser hohen Schlagfrequenz reicht die Zeit pro Schlag für das Herz nicht mehr aus, um sich richtig zusammenzuziehen. Es wirft zu wenig Blut aus. Der Kreislauf kann dadurch nicht mehr aufrecht erhalten werden, es besteht akute Lebensgefahr. Nicht selten entwickelt sich das Kammerflimmern aus vorangegangenem Herzjagen oder -flattern.

Verursacht werden Herzflattern und -flimmern durch Herzschwäche, Kreislaufschock, Infarkt, nach elektrischen Unfällen oder bei Vergiftungen. Selbsthilfe ist nicht möglich, der Arzt muß sofort hinzugezogen werden.

Herzmuskelschwäche

In der Statistik steht das Herzversagen unter den Todesursachen an 1. Stelle. Viele schwere und langdauernde Krankheiten enden damit. Besonders oft tritt die Herzschwäche chronisch-schleichend als Folge verschiedener Alterskrankheiten des Herz-Gefäß-Systems auf. Alle Formen der Herzschwäche müssen fachmännisch untersucht und entsprechend ihrer Ursachen behandelt werden.

Akute Herzschwäche

Akute Herzschwäche tritt im Verlauf von Krankheiten des Herzens und anderer Organe auf. Häufig ist sie die Folge von Herzmuskelentzündungen, Herzklappenfehlern, Herzrhythmusstörungen oder von Herzinfarkten. Aber auch Lungenleiden, Blutarmut, rheumatische Krankheiten und Infektionskrankheiten können eine akute, unterschiedlich schwere Herzschwäche verursachen. Mit einer erfolgreichen Therapie der Grundkrankheit heilt sie oft wieder aus; zum Teil besteht sie jedoch fort, und die frühere Herzkraft wird unter Umständen überhaupt nicht mehr zurückgewonnen.

Den Schweregrad der Herzschwäche erkennt man daran, ob die Herzleistung schon in Ruhe oder erst bei körperlicher Belastung nicht mehr genügt. Danach unterscheidet man die ernstere Herzschwäche in Ruhe und die Herzschwäche bei der Arbeit oder Belastung. Die Herzschwäche kann sich auf die rechte oder linke Herzhälfte beschränken oder das ganze Herz betreffen.

Die Symptome entsprechen im Prinzip denen bei chronischer Herzschwäche, sie treten aber rascher und deutlicher ein.

Chronische Herzschwäche

An chronischer Herzschwäche leiden vor allem ältere Menschen. Hauptursachen sind Arterienverkalkung und Bluthochdruck, die mit zunehmendem Alter gehäuft auftreten. Im Einzelfall kann das Herz durch körperliche und seelische Belastungen im Lauf des Lebens überfordert worden sein. Schließlich können auch andere Herzkrankheiten und Erkrankungen der Atmungsorgane zur chronischen Herzschwäche führen.

Auch hier wird wieder zwischen Herzschwäche in Ruhe und bei Belastung und zwischen Rechts-, Links- oder Gesamtherzschwäche unterschieden. Sie ist für die Schwere und Symptomatik von ausschlaggebender Bedeutung.

Da die chronische Herzinsuffizienz schleichend verläuft und meist keine Schmerzen verursacht, wird sie oft lange Zeit nicht wahrgenommen, an die mäßigen Warnzeichen gewöhnt man sich. Aber nur die frühzeitige Therapie bietet gute Aussichten, die verbliebene Herzkraft zu erhalten und zu verbessern. Deshalb darf man

auch die leichten Anfangssymptome nicht auf die leichte Schulter nehmen und sollte ab dem mittleren Lebensalter möglichst einmal jährlich vorsorglich das Herz untersuchen lassen.

Eine Schwäche des rechten Herzens führt zum Blutstau im Körper, weil das gesunde linke Herz mehr Blut in den Körperkreislauf pumpt, als das kranke rechte aufnehmen und zum Lungenkreislauf leiten kann. In leichten Fällen wird das Blut noch von den großen Gefäßen und Kapillaren aufgenommen, bei ausgeprägter Schwäche staut es sich aber, vor allem in der unteren Körperhälfte. Das führt zu Verdauungsstörungen, Leber- und Nierenschwäche und Wasseransammlungen im Gewebe, die sich vor allem durch Schwellungen an den Fußknöcheln und Waden bemerkbar machen. Die Patienten sind leicht ermüdbar, kurzatmig und haben bläuliche Lippen. Ihr Puls ist unregelmäßig und beschleunigt.

Bei Schwäche des linken Herzens, die hauptsächlich bei Herzklappenfehlern, Verkalkung der Herzkranzgefäße und Bluthochdruck entsteht, pumpt die geschwächte linke Herzkammer zu wenig Blut in den Körperkreislauf, während die rechte unverändert viel Blut in den Lungenkreislauf preßt. Deshalb staut sich dort das Blut. Die Atmung wird zunehmend behindert, weil Flüssigkeit aus dem Blut in die Lungenbläschen übertritt. Das daraus entstehende Beschwerdebild bezeichnet man als Herzasthma (s. nebenstehend). Außerdem führt die Blutstauung zur Bronchitis mit Husten und Auswurf, der gelegentlich blutig ist, sowie zur Vermehrung des Lungenstützgewebes.

Wenn beide Herzhälften geschwächt sind, treten sowohl im Körper- als auch im Lungenkreislauf Blutstauungen mit den vorstehend beschriebenen Folgen für die Organe auf.

Die oft leichte chronische Herzschwäche von älteren Menschen spricht auf die Behandlung mit Weißdorn meist gut an. Wenn längerfristig behandelt wird, verbessert sich die Leistung des Herzmuskels wieder. Unter Umständen können Weißdornpräparate auch schon vorbeugend eingenommen werden. Es ist möglich, eine leichte Herzschwäche auch durch individuell zu verordnende homöopathische Mittel zu behandeln. In schweren Fällen empfehlen sich Fingerhut- (Digitalis) oder Strophantuspräparate, die aber beide zu erheblichen Nebenwirkungen führen können.

Darüber hinaus muß eine leichte, kochsalzarme Diät eingehalten werden, damit sich nicht zu viel Flüssigkeit im Körper ansammelt und kein Übergewicht entsteht.

Übertriebene Schonung ist bei Herzschwäche nicht angebracht. Ein gewisses Training, das der verbliebenen individuellen Leistungsfähigkeit angepaßt wird, trägt mit dazu bei, die Herzkraft zu erhalten und zu steigern. Es regt die Durchblutung an und beugt Thrombosen und Embolien vor. Das regelmäßige Training muß aber mit dem Therapeuten abgestimmt werden, weil jede Überforderung das Herz in der Regel zusätzlich schädigt.

Herzasthma

Herzasthma (Asthma cardiale) tritt bei Linksherzschwäche auf, wenn sich das Blut im Lungenkreislauf staut. Dabei füllen sich die Lungenbläschen mit Flüssigkeit. Als Folge entsteht anfallsweise heftige Atemnot, insbesondere in der Nacht; außerdem verengen sich die Bronchien.

Begleitet wird die Atemnot von starkem Husten, Schweißausbrüchen und Ängsten. Oft können die Betroffenen nur noch mit stark erhöhtem Oberkörper oder im Sitzen schlafen. Im Gegensatz zum Bronchialasthma verschwindet die Atemnot bei Herzasthma oft schon wieder, wenn man sich aufrichtet und mehrmals tief durchatmet.

Das Endstadium des Herzasthmas ist ein Lungenödem mit massenhaftem Auswurf von schaumigem, leicht bräunlichem Schleim, das unbehandelt tödlich endet.

Die Therapie richtet sich gegen die verursachende Herzschwäche (s. Seite 50 ff.). Zusätzlich werden oft Asthmamittel verabreicht, um das Atmen zu erleichtern.

Herzentzündungen

Entzündliche Erkrankungen des Herzens können nur die Innenhaut, Muskelschicht oder den

Herzbeutel, aber auch alle Schichten des Herzens betreffen. Verursacht werden sie durch verschiedene Krankheitserreger oder den von ihnen abgesonderten Giftstoffen; außerdem kann es bei rheumatischem Fieber, Herzinfarkt, Lungenleiden und verschiedenen Allgemeinkrankheiten dazu kommen. Alle Entzündungen des Herzens müssen unbedingt sofort ärztlich behandelt werden.

Die Herzbeutelentzündung (Perikarditis) wird unter anderem durch Bakterien, Viren, rheumatisches Fieber, Herzinfarkt und Tuberkulose hervorgerufen. Man unterscheidet die folgenden beiden Formen:

– akute Perikarditis mit starken Schmerzen in der Herzgegend, die im Sitzen noch am erträglichsten sind, häufig wird sie von Fieber begleitet; im Herzbeutel kann sich Flüssigkeit ansammeln, die die Herzaktion behindert,

– chronische Perikarditis ohne akute Symptome; hier wird durch eine entzündliche Verdickung des Herzbeutels die Herzaktion behindert; es treten Zeichen der Herzschwäche auf.

Die Herzmuskelentzündung (Myokarditis) wird ebenfalls durch Viren, Bakterien oder rheumatisches Fieber hervorgerufen. Die Diagnose fällt oft schwer, weil es symptomlose Verlaufsformen gibt. Oft kommt es zu Herzrhythmusstörungen und Anzeichen der Herzschwäche. In schweren Fällen kann innerhalb weniger Tage der Herztod eintreten.

Die Herzinnenhautentzündung (Endokarditis) entsteht oft, wenn Krankheitserreger, zum Beispiel bei Lungen-, Hirnhaut-, Knochenmarkentzündungen oder Karbunkeln, auf dem Blutweg zum Herz verschleppt werden. Auch hier unterscheidet man grundsätzlich zwei Verlaufsformen:

– hochakute Endokarditis, die plötzlich mit Schüttelfrost, hohem Fieber und Hinfälligkeit beginnt; im weiteren Verlauf stellt sich oft eine Herzschwäche ein und

– weniger akute Endokarditis mit schleichendem Beginn, mäßig erhöhter Körpertemperatur, allgemeiner Schwäche, zum Teil auch Durchfall und Gewichtsverlust; später treten ebenfalls sichtbare Symptome der Herzschwäche auf.

Rheumatische Herzentzündungen entwickeln sich bei rheumatischem Fieber, das mit Streptokokkeninfektionen (vor allem Mandelentzündung, aber auch Scharlach) in Beziehung steht. Die Entzündung betrifft einzelne oder alle Schichten des Herzens. Die Herzbeutelentzündung macht sich durch Schmerzen in der Herzgegend bemerkbar. Die Entzündung des Herzmuskels führt zur Beschleunigung des Herzschlags, zu Herzrhythmusstörungen und Zeichen der Herzschwäche. Bei rheumatischer Herzinnenhautentzündung treten ebenfalls Symptome der Herzschwäche auf. Überdies droht die Erkrankung die Herzklappen zu zerstören. Hinzu kommen die Symptome des rheumatischen Fiebers, also Gelenkentzündungen mit Schmerzen, Rheumaknoten unter der Haut und höheres Fieber.

Herzinfarkt

Ursachen, Symptome, Verlauf und Behandlung des Herzinfarkts wurden schon in einem vorangegangenen Kapitel (s. Seite 24 ff.) beschrieben. Deshalb sollen hier nur auf die Erste-Hilfe-Maßnahmen bei einem akuten Herzinfarkt und die Rehabilitationsmaßnahmen nach einem überstandenen Herzinfarkt beschrieben werden.

Erste-Hilfe-Maßnahmen

Auch in der Großstadt mit optimaler medizinischer Versorgung vergehen mindestens einige Minuten, bis der Notarzt eintrifft und die Behandlung übernimmt. Auf dem Land muß mit wesentlich längeren Wartezeiten gerechnet werden. Diese Zeit entscheidet unter Umständen über Leben und Tod, denn etwa die Hälfte aller Todesfälle durch einen Herzinfarkt tritt bereits in den ersten beiden Stunden ein. Deshalb ist es sehr wichtig, daß möglichst viele Menschen wissen, was beim Verdacht auf einen Herzinfarkt bis zum Eintreffen der ärztlichen Hilfe sofort getan werden muß. Angehörige infarktgefährdeter Menschen sollten unbedingt an einer Erste-Hilfe-Aus-

bildung teilnehmen, bei der auch zu Sofortmaßnahmen beim Herzinfarkt angeleitet wird.

Wenn der Patient bei Bewußtsein bleibt und ärztliche Hilfe rasch gerufen werden kann, genügen die folgenden einfachen Maßnahmen:

– Man sollte den Patienten so bequem wie möglich lagern – meist empfindet er eine halb sitzende Körperhaltung am angenehmsten – und alle beengenden Kleidungsstücke (zum Beispiel Kragen, Krawatte, Gürtel) öffnen.

– Seinen Körper sollte man warm in eine Decke einhüllen und das Fenster öffnen, damit er genügend Sauerstoff erhält.

– Es ist hilfreich, beruhigend mit dem Patienten zu sprechen und ihm durch Körperkontakt, zum Beispiel Händehalten oder Streichen über den Kopf, das Gefühl von Nähe und Geborgenheit zu vermitteln. Das mildert seine Ängste.

– Vor allen Dingen sollte man selbst die Ruhe bewahren und die eigene Angst und Sorge nicht zeigen, denn sie kann sich sonst zum Nachteil auf den Patienten übertragen.

– Auf jeden Fall muß man sofort den Notarzt rufen, wobei darauf geachtet werden soll, daß der Patient nichts von dem Infarktverdacht hört, da das seine Todesangst verschlimmern kann.

Wenn der Patient bewußtlos wird, ehe der Arzt eingetroffen ist, muß sofort geprüft werden, ob Herz und Atmung noch funktionieren. Den Puls fühlt man am Handgelenk, besser noch an der Halsschlagader. Die Atmung erkennt man an den Bewegungen des Brustkorbs; wenn diese zu fehlen scheinen, hält man einen Spiegel vor Mund und Nase des Patienten, um festzustellen, ob dieser sich beschlägt.

Falls Herz und Atmung versagen, muß sofort mit der lebensrettenden Beatmung und Herzmassage begonnen werden, denn schon nach 3–4 Minuten können irreparable Hirnschäden auftreten, und wenig später tritt der Tod ein. Die künstliche Beatmung erfolgt als Mund-zu-Mund- oder Mund-zu-Nase-Beatmung. Diese Techniken müssen – ebenso wie die Herzmassage von außen durch kräftigen, rhythmischen Druck auf das Brustbein – unter fachlicher Anleitung im Erste-Hilfe-Kurs erlernt werden. Wir verzichten deshalb an dieser Stelle darauf, sie zu beschreiben.

Sinnlos ist es, entweder nur zu beatmen oder nur die Herzmassage durchzuführen. Ehe man durch Herzmassage von außen eine Notdurchblutung aufrecht erhält, muß das Blut zunächst wieder Sauerstoff aufnehmen, und nur durch Beatmen gelangt das Blut nicht in den Körper.

Die Erste Hilfe wird so lange fortgesetzt, bis der Patient wieder selbständig atmet und sein Herz ohne Hilfe schlägt oder der Notarzt eintrifft und die weitere Behandlung übernimmt.

Vermutlich hätten nicht wenige der rund 8 000 Infarkttoten, die jährlich allein in der Bundesrepublik Deutschland dem Herzinfarkt erliegen, gerettet werden können, wenn sie sofort richtig von Angehörigen, Kollegen oder anderen anwesenden Personen versorgt worden wären. Deshalb sei hier nochmals die dringende Bitte formuliert: Scheuen Sie nicht den geringen Zeitaufwand, sondern besuchen Sie einen Erste-Hilfe-Kurs, und frischen Sie die dabei erlernten Kenntnisse von Zeit zu Zeit wieder auf.

Die Behandlung des Herzinfarktes erfolgt normalerweise in der Klinik, anfangs auf der Intensivstation, weil dort eine umfangreichere Betreuung möglich ist. Im Durchschnitt dauert der Klinikaufenthalt bei uns 4–6 Wochen. Beispiele aus anderen, vergleichbaren Ländern beweisen aber, daß es auch wesentlich kürzer geht; dort werden die Patienten, die einen Herzinfarkt erlitten haben, bei unkompliziertem Verlauf oft schon nach 10–12 Tagen (oder noch früher) entlassen.

Dem Klinikaufenthalt folgt meist eine längere Kur, an die sich die ambulante Nachsorgebehandlung anschließt.

Die Herzspezialisten Professor Dr. Dohrmann aus Berlin und Dr. Rothmund aus Konstanz vertreten die Auffassung, daß bei 60–80% aller Herzinfarkte kein Klinikaufenthalt notwendig sei, wenn sofort mit Strophantin, einem Wirkstoff aus der Heilpflanze Strophantus, behandelt würde. Bei ausreichend hoher Dosierung verschwinden die Schmerzen bei dieser Therapie durchschnittlich nach 4–6 Stunden, und der Zustand stabilisiert sich soweit, daß ambulant weiter behandelt werden kann. Strophantin wird auch von der anthroposophischen Medizin oft mit gutem Erfolg bei Herzinfarkten verwendet, teilweise in homöopathischer Zubereitung.

Infarktgefährdeten kann der mit dieser Therapie erfahrene Arzt unter Umständen Strophantin für den Notfall verordnen, das sie beim Verdacht auf einen Herzinfarkt sofort genau nach Anweisung einnehmen, bevor der Arzt eintrifft. Leider wird diese Behandlungsweise bisher von der Schulmedizin kaum angewendet und gilt als Außenseiterverfahren.

Rehabilitationsmaßnahmen

Der überstandene Herzinfarkt heilt unter Vernarbung aus. Dabei können vor allem bei ausgedehnten Herzinfarkten dauernde Einschränkungen der Herzleistung zurückbleiben. Manchmal treten auch Komplikationen ein. Die Herzwand kann nachgeben, sich ausbuchten (Herzaneurysma) und schließlich zerreißen. Auch das minderwertige Narbengewebe kann zerreißen, was besonders gefürchtet wird.

Die Nachsorge muß die Leistungsfähigkeit des Herzens wieder verbessern und Komplikationen verhüten. Dazu soll so bald wie möglich mit einem individuell angepaßten Leistungstraining begonnen werden. Alles, was einen erneuten Herzinfarkt begünstigt, wird ausgeschaltet. Außerdem gilt es, das durch den Herzinfarkt oft beeinträchtigte Selbstvertrauen der Patienten wieder zu heben. Wenn es gelingt, den Infarktkranken zur aktiven Mitarbeit bei der Nachsorge zu motivieren, war die Krise des Herzinfarkts sinnvoll, weil sie eine Wende zum gesünderen, erfüllteren Leben bewirkt.

Die folgenden Maßnahmen, die stets individuell vom Therapeuten angeordnet werden, sind zur Nachbehandlung unerläßlich:

– gesundheitsbewußte Ernährung mit mindestens 30% Rohkostanteil, wenig tierischem Fett und Eiweiß (wenn man sich nicht vegetarisch ernähren will), Verzicht auf denaturierte Kohlenhydrate, sowie mehr pflanzliche Lebensmittel und Vollkornprodukte. Die Nahrung darf nicht mehr Kalorien zuführen, als der Körper tatsächlich verbrauchen kann. Sie sollte auf fünf Portionen über den Tag verteilt werden. Bestehendes Übergewicht wird schonend, aber konsequent bis zum Normalgewicht verringert, das lebenslang gehalten werden muß,

– ausreichende Versorgung mit Vitalstoffen, die bei Bedarf als Medikamente verordnet werden können, vor allem mit Magnesium, dessen Mangel Herzinfarkte fördert, und mit dem Spurenelement Selen. Auch auf ausreichend Ballaststoffe muß geachtet werden, da sie helfen, Übergewicht und hohe Blutfettwerte zu verringern, der Zuckerkrankheit vorbeugen und sogar indirekt hohe Blutdruckwerte senken. Ballaststoffe befinden sich hauptsächlich in pflanzlicher Rohkost, wenn nötig können sie zusätzlich als Diätmittel (Kleie, Leinsamen) zugeführt werden,

– strikter Verzicht auf das Gefäßgift Nikotin, das die Gefahr von Komplikationen und eines weiteren Herzinfarktes erheblich erhöht, und Verzicht oder allenfalls mäßiger Konsum von Alkohol und Koffein, sofern der Therapeut zustimmt und keine Beschwerden dadurch hervorgerufen werden und

– ein vom Therapeuten entsprechend der individuellen Belastbarkeit verordnetes Bewegungsprogramm, das den Herzmuskel kräftigt und den Blutkreislauf anregt, erhöhte Blutfettwerte senkt, bei der Gewichtskontrolle hilft, die Sauerstoffversorgung des ganzen Körpers einschließlich des Herzmuskels erhöht und das vegetative Nervensystem harmonisiert. Nur selten muß nach einem schweren Herzinfarkt lange Zeit oder dauernd auf das Bewegungsprogramm verzichtet werden. Tägliche Gymnastikübungen, die unterschiedlich stark belasten, ergänzt durch Atemübungen zur besseren Sauerstoffzufuhr und regelmäßiger Ausdauersport (wie flottes Gehen, Wandern, Joggen, Radfahren oder Schwimmen) bilden die Grundlagen des Trainings.

Sehr wichtig ist außerdem das tägliche Entspannungs- und Anti-Streß-Training.

Das schlägt sich dann positiv im körperlichen Befinden, in der körperlichen Leistungsfähigkeit und im seelischen »Puffervermögen« nieder.

Das Anti-Streß-Programm, das natürlich nicht jegliche Belastung ausschalten soll, besteht hauptsächlich aus den folgenden Elementen:

– Kontrolle der automatisch ablaufenden Streßreaktionen, indem man Entspannung gleichsam auf Kommando erlernt, um alle negativen Streßreaktionen zu vermindern,

– Abhärtung gegen Streß durch einfache körperliche Belastungen, also Gymnastik, Sport und milde Kneippsche Kaltwasseranwendungen, die unsere Widerstandskraft auch gegen seelisch-geistigen Streß erhöhen, verbunden mit allgemein gesunder Lebensführung, ausreichend Erholung und Schlaf, um den unvermeidlichen Streß besser zu verkraften und

– Abbau aller unnötigen Streßfaktoren, angefangen beim Zeitdruck und der Verzettelung der Kräfte in unwesentlichen Dingen bis hin zu fruchtlosen Konflikten und Sorgen; das erfordert eine gründliche, selbstkritische Analyse der persönlichen Lebenssituation, bei der man wohl immer eine ganze Reihe solcher vermeidbaren Stressoren findet.

Flucht vor jeglichem Streß ist auf Dauer unmöglich und auch unerwünscht, denn ein gewisses Maß an Streß gibt dem Leben erst Sinn und Würze, ist also auch nach dem Herzinfarkt notwendig, um zu einem möglichst normalen Leben zurückzufinden und das angeschlagene Selbstvertrauen wieder zu stärken.

Das mit dem Anti-Streß-Training eng verbundene, tägliche Entspannungsprogramm bedient sich verschiedener Techniken, um eine tiefe Entspannung herbeizuführen. Gut bewährt haben sich unter anderem das autogene Training, die progressive Relaxation und Yoga. Diese Methoden erlernt man am besten im fachmännisch geleiteten Einzel- oder Gruppenkurs. Anfangs übt man 2–3mal täglich, später mindestens einmal am Tag – und das möglichst ein Leben lang.

Schließlich gehört zur Nachsorge auch noch die Arbeit an der eigenen Persönlichkeit, die an der Entstehung des Herzinfarkts schuld war. Der Herzinfarkt zeigt ja oft an, daß etwas mit den persönlichen Einstellungen, Erwartungen, Zielen und Verhaltensweisen nicht stimmt. Beispielsweise werden der berufliche Erfolg und das Geld überbewertet, belastende Sorgen und Konflikte falsch verarbeitet und Gefühle unterdrückt. Durch Einsicht kann man im Lauf der Zeit neue, weniger riskante Denk- und Verhaltensmuster einüben, die das Leben neu orientieren und mit Sinn erfüllen. Damit errichtet man ein starkes Bollwerk gegen Rückfälle.

Wenn tiefer verwurzelte psychische Störungen eine Umorientierung aus eigener Kraft nicht zulassen, wird eine Psychotherapie notwendig. Einfache tiefenpsychologische Gespräche können helfen, aber auch Gruppen- und Verhaltenstherapie sowie vor allem die neuen Körperpsychotherapien, zum Beispiel Bioenergetik, Biorelease oder Rebirthing, sind zu empfehlen.

Ergänzend empfiehlt es sich in Selbsthilfe-(Koronar-)gruppen mitzuarbeiten, zu denen sich immer mehr Infarktpatienten zusammenschließen. Sie arbeiten meist unter der Anleitung eines Fachmanns, den Hauptteil der Therapie aber leisten sie selbst. Neben dem Austausch praktischer Erfahrungen, gemeinsamem Entspannungstraining, Sport und Gymnastik leisten die Koronargruppen auch psychotherapeutische Arbeit, die nicht unterbewertet werden darf. Den ersten Kontakt mit einer Gruppe kann man durch einen Therapeuten, aber auch durch die Krankenkassen und örtlichen Gesundheitsbehörden vermitteln lassen. Ob neben dieser Basistherapie zur Infarktnachsorge noch Arzneimittel notwendig sind, kann nur der Fachmann entscheiden. Die Schulmedizin verordnet oft Nitroglyzerin, Gerinnungshemmstoffe (darunter die als Schmerzmittel bekannte Azetylsalizylsäure) oder Betablocker, die in der ersten Zeit nach dem Herzinfarkt durchaus notwendig sein können. Zur Langzeitbehandlung eignen sich aber auch natürliche Heilmittel, vor allem individuell zu verordnende homöopathische Wirkstoffe: Weißdorn, Adonis, Besenginster, Maiglöckchen, bei Bedarf auch Magnesium und Selen. Selbstbehandlung mit diesen Naturheilmitteln ist nicht zu empfehlen, man bespricht die Anwendung stets mit dem biologisch orientierten Therapeuten.

Krankheiten der Blutgefäße

Unter den Gefäßkrankheiten stehen die Arterienverkalkung und Krampfadern im Vordergrund, im weiteren Sinn gehören auch die Hämorrhoiden dazu. Bei einem Teil der Patienten treten schwerwiegende Komplikationen, vor allem am Herzen und Gehirn, auf. Ein gesundheitsbewußteres Verhalten könnte diese Erkrankungen verhindern oder zumindest verzögern und mildern.

Arterienverkalkung

Die Arterienverkalkung (Arteriosklerose) hat in den letzten Jahrzehnten derart zugenommen, daß man sie in allen westlichen Industrienationen zu den großen »Zivilisationsseuchen« rechnen muß.

Nahezu jeder über 60jährige leidet zumindest an einer Verkalkung der Aorta, meist sind aber weit größere Gefäßabschnitte betroffen. Zunehmend beginnt die Erkrankung heute schon in der Lebensmitte oder noch früher.

So entsteht Arterienverkalkung
Die Ursachen der Arterienverkalkung stehen heute noch nicht endgültig fest, obwohl man sie schon lange erforscht. Immer wieder mußten in der Vergangenheit die Lehrmeinungen dazu korrigiert werden, weil sie sich mit neuen Erkenntnissen nicht mehr vereinbaren ließen. Immerhin haben sich inzwischen aber einige Risikofaktoren herausgeschält, die mit Sicherheit die Arterienverkalkung fördern, und zwar:
– die übliche Zivilisationskost mit ihrem zu hohen Gehalt an tierischen Fetten, Eiweiß und denaturierten Kohlenhydraten, die zum Anstieg der Blutfettwerte beitragen und Übergewicht fördern; gleichzeitig mangelt es der heutigen Ernährung meist an Vitalstoffen, die nur mit pflanzlichen, teilweise roh verzehrten Lebensmitteln in ausreichendem Maß zugeführt werden können,
– Mangel an körperlicher Bewegung, was mit zu Übergewicht, Anstieg der Blutfettwerte, Erschlaffung und vorzeitiger Abnutzung der Arterienwände, Verlangsamung des Blutstroms und ungenügender Sauerstoffversorgung beiträgt, alles Fol-

gen, die die Arterienverkalkung fördern,
– Mißbrauch von Genußmitteln, wobei das Rauchen als wichtigster Risikofaktor gilt; aber auch zu viel Alkohol, Koffein und Süßigkeiten erhöhen die Gefahr sowie
– Streß, Hektik und Reizüberflutung des modernen Alltags, die unter anderem zum Anstieg der Blutfettwerte um bis zu 40%, Krämpfe der Gefäße, Blutdruckerhöhung und beschleunigtem Herzschlag führen.

Neben diesen zivilisationsbedingten Risiken können auch verschiedene Krankheiten (die aber zum Teil ebenfalls mit falschen Gewohnheiten in Beziehung stehen) die Arterienverkalkung fördern oder verschlimmern. Vor allem Zuckerkrankheit und zu hoher Blutdruck (der umgekehrt durch Arterienverkalkung weiter erhöht wird) gelten als wichtige Risiken. Ferner ist an eine Unterfunktion der Schilddrüse, Gicht, chronische Krankheitsherde im Körper (vor allem an Zahnwurzeln und Mandeln), Immunkomplexkrankheiten mit Einlagerung schädlicher, an Antikörper gebundener Stoffe in den Gefäßwänden, krankhafte Gerinnungs- und Fettstoffwechselstörungen und auch chronische Vergiftungen durch Schadstoffe zu denken.
Schließlich können auch ungünstige Erbanlagen direkt oder indirekt als Verursacher eine Rolle spielen.

Alle diese Faktoren lassen sich oft lebenslang in Schach halten oder wenigstens abschwächen, wenn man die eingangs genannten zivilisatorischen Einflüsse ausschaltet. Die Arterienverkalkung verläuft chronisch-schleichend und führt lange zu keinen nennenswerten Beschwerden. Diese treten meist erst dann auf, wenn bereits stärkere Gefäßschädigungen vorliegen. Die natürliche Alterung und Abnutzung der Arterienwände mit Verfestigung und Verdickung, die etwa ab dem 3. Lebensjahrzehnt beginnt, kann die spätere Einlagerung von Kalksalzen und Fettstoffen begünstigen. Aber erst, wenn weitere Risikofaktoren einwirken, entwickelt sich daraus eine ausgeprägte Arterienverkalkung.
Anfangs entstehen in den vorgeschädigten Arterienwänden nur einzelne kleine arteriosklerotische Herde, die sich bei rechtzeitiger Behandlung wieder zurückbilden können. Da aber oft nicht früh genug behandelt wird, breiten sie sich allmählich, manchmal auch sehr schnell aus. Mit fortschreitender Arterienverkalkung entwickeln sich in den Gefäßwänden dann harte, erhabene, weißlichgraue Herde (Plaques) von einigen Millimetern bis mehreren Zentimetern Größe, die zu Beeten zusammenfließen können. Unter dem Mikroskop erkennt man in der Arterieninnenwand Fett-, Zucker- und Eiweißablagerungen, die von hartem Bindegewebe bedeckt und geschwürig aufgebrochen sind. Manchmal enthalten sie

Blutgerinnsel, auf denen sich zur Arterienlichtung hin nun weitere Thromben auflagern können.

Alle diese Vorgänge verengen und verhärten die betroffenen Arterien zunehmend und führen zur Minderdurchblutung der von dem Gefäß versorgten Organe und Gewebe. Im Endstadium kann die Gefäßlichtung völlig verschlossen werden; dazu kommt es auch, wenn sich plötzlich ein Blutgerinnsel bildet, das sich an der geschädigten Arterieninnenwand festsetzt. Daraus kann sich ein Herzinfarkt oder Schlaganfall entwickeln, der sofort tödlich enden kann.

Die genannten Erklärungen lassen noch manche Fragen offen, weil die Entstehung und Entwicklung der Arterienverkalkung noch nicht vollständig erforscht ist. Die wesentlichen Krankheitsvorgänge werden dadurch allerdings beschrieben.

Symptome der Arterienverkalkung

Manche Menschen leiden trotz ausgeprägter Arterienverkalkung nur unter geringfügigen Beschwerden. In der Regel nehmen die Symptome aber mit der fortschreitenden Gefäßsklerose deutlich zu. In erster Linie hängen sie vom Sitz der Verkalkung ab, die entweder nur einzelne Gefäßabschnitte oder größere Teile des arteriellen Systems (letzteres ist vor allem bei alten Menschen der Fall) betreffen kann.

Eine typische Folge sind Durchblutungsstörungen der Glieder, die vorwiegend in den Beinen, seltener im Schulter-Arm-Bereich vorkommen. Männer – bevorzugt Raucher – sind häufiger davon betroffen. Die Glieder sind chronisch kalt und blaß oder bläulich verfärbt, die minderdurchblutete Muskulatur beginnt zu schwinden, so daß man bei Anstrengungen rascher ermüdet, oft besteht auch ein Gefühl der Taubheit in Armen oder Beinen.

Am Gehirn, das besonders viel Blut benötigt, wirkt sich die Verkalkung oft besonders schwerwiegend aus. Das Gedächtnis und die geistige Leistungsfähigkeit lassen nach, und Konzentrationsstörungen kommen hinzu. Sogar die Persönlichkeit kann sich verändern: Depressionen, Gereiztheit, Launenhaftigkeit und unbegründetes Mißtrauen bis hin zu Wahnvorstellungen entstehen. Im Endstadium droht dann Schwachsinn. Auch der Schlaganfall (s. Seite 64) kann durch eine Verkalkung der Hirnarterien auftreten.

Bei Sklerose der Herzkranz-(Koronar-)arterien wird die Durchblutung des Herzmuskels eingeschränkt. Das kann zu Herzschwäche und Angina pectoris (s. Seite 24 ff.) führen. Beim völligen Verschluß einer Herzkranzarterie kommt es nach herrschender Lehrmeinung zum Herzinfarkt (s. Seite 24 ff.) als gefürchtetste Komplikation.

Die Aorta verkalkt hauptsächlich in einem Abschnitt unterhalb des Zwerchfells. Dies muß keine stärkeren Beschwerden verursachen.

Oft aber steigen der systolische und der diastolische Blutdruck an. Gleichzeitig beschleunigt sich der Herzschlag. Wenn die Aortenwand an einer Stelle zu dünn geworden ist, kann sie sich ausbuchten, dann entsteht ein sogenanntes Aortenaneurysma. In manchen Fällen kann es plötzlich platzen. Dies bedeutet Lebensgefahr, weil damit ein sehr großer Blutverlust verbunden ist.

Die Arterienverkalkung der Lungengefäße macht sich durch Atemnot und Symptome der rechtsseitigen Herzschwäche (s. Seite 50 f.) bemerkbar. Der Blutdruck im Lungenkreislauf erhöht sich und belastet das Herz zusätzlich. Die fortgeschrittene Krankheit führt zur Blausucht und allgemeinen Wassersucht. Oft endet die fortgeschrittene Arterienverkalkung tödlich.

Die Verkalkung der Eingeweidearterien bleibt lange Zeit symptomfrei, weil im Bauchraum oft viele Umgehungsgefäße (Anastomosen) zum Ausgleich der Minderdurchblutung vorhanden sind. Schließlich treten aber doch deutliche Verdauungsbeschwerden auf, die sich nach der Nahrungsaufnahme verschlimmern; typisch sind Druck- und Völlegefühl, später Bauchschmerzen und Koliken, zum Teil auch Blut im Stuhl. Wird eine Baucharterie ganz verschlossen, kommt es zu stärksten Schmerzen mit harter Spannung der Bauchdecken.

Die Verkalkung der Nierengefäße schädigt bei längerer Dauer die Nieren. Sie sondern dann Stoffe ab, die den Blutdruck erhöhen. Im weiteren Verlauf schrumpfen sie und stellen ihre Funktionen ein. Wenn beide Nieren gleichzeitig betroffen sind, muß regelmäßig eine Blutwäsche (Dialyse) vorgenommen werden, sofern keine Transplantation möglich ist. Nicht selten betrifft die Verkalkung auch die Arteriolen und Kapillaren. Dadurch wird der Stoffaustausch zwischen den Zellen und dem Blut zunehmend behindert, und je nach Sitz der Schädigung treten vielfältige Symptome auf. Wenn die Wände besonders schwer geschädigt sind, können sie sogar zerfallen – ein Vorgang, der besonders oft bei Zuckerkranken beobachtet wird.

Da oft mehrere Gefäßabschnitte gleichzeitig erkrankt sind, leiden die Patienten häufig unter Beschwerden an verschiedenen Organen, zum Beispiel am Herzen, im Gehirn und an den Beinen.

Komplikationen der Arterienverkalkung

Bei fortgeschrittener Arterienverkalkung drohen oft sehr schwerwiegende Komplikationen. Die schwerste ist der tödliche Infarkt oder der Schlaganfall. Sie lassen sich aber meist verhüten, wenn die Behandlung so früh wie möglich beginnt und insbesondere die Fehler bei der Ernährung ausgemerzt werden und die Lebensweise konsequent umgestellt wird.

Durch eine fortschreitende Arterienverkalkung verengen sich die

Beinarterien, dies betrifft vorwiegend die Raucher. Schließlich reicht die Durchblutung nicht mehr aus, um das Gewebe am Bein zu ernähren. Die daraus entstehenden Symptome und Beschwerden faßt man unter dem Begriff Raucherbein zusammen. Ein früheres Stadium, bei dem die Betroffenen wegen der beim Gehen auftretenden Schmerzen häufig stehenbleiben müssen und das oft unauffällig vor den Auslagen von Schaufenstern tun, bezeichnet man auch als Schaufensterkrankheit. Medizinisch nennt man die Erkrankung zeitweiliges Hinken (Claudicatio intermittens). Die Schmerzen in den Waden beim Gehen rühren von der Mangeldurchblutung der Beinmuskulatur her. Nach der Wegstrecke, die schmerzfrei zurückgelegt werden kann, unterscheidet man folgende Stadien:
– Frühstadium, bei dem man mehr als 200 m ununterbrochen schmerzfrei gehen kann;
– Spätstadium mit einer schmerzfreien Gehstrecke von weniger als 200 m.

Im Endstadium treten die Schmerzen in den Waden auch in Ruhe auf und stören sogar den Schlaf. Die Durchblutung kann so hochgradig vermindert sein, daß es zum Brand (s. nebenstehend) kommt. Das betroffene Bein muß dann oft amputiert werden, um zu verhindern, daß der Brand fortschreitet und das Leben bedroht.
Obwohl die Schaufensterkrankheit auch bei Nichtrauchern auf-

treten kann, überwiegen unter den Patienten doch eindeutig die Raucher. Die beste Vorbeugung besteht deshalb darin, das Rauchen aufzugeben.
Bei schweren arteriosklerotischen Durchblutungsstörungen droht unbehandelt der Arterienverschluß. Das nicht mehr mit Blut versorgte Gewebe stirbt ab. Man spricht von Brand. Meist tritt er an den unteren Gliedmaßen auf, wo er bevorzugt an den Zehen oder Fersen beginnt und langsam fortschreitet.
Man unterscheidet zwei Formen des Brands wie folgt:
– trockener Brand, der entsteht, wenn die Gefäßlichtung allmählich verlegt wird; das Gewebe sich schwarz verfärbt und vertrocknet und
– feuchter Brand, der durch Blutstauungen oder Infektion des absterbenden Gewebes mit Fäulniserregern entsteht; dabei greift der Krankheitsprozeß leicht auf gesundes Gewebe über, und es kann zur Blutvergiftung kommen.

Manchmal entsteht der Brand auch beim Verschluß eines Haargefäßes oder einer abführenden Vene. Die Behandlung ist nur chirurgisch möglich, zum Teil muß dazu das betroffene Glied amputiert werden.
Der erhöhte Widerstand, den die arteriosklerotisch verengten Arterien dem Blut entgegensetzen, kann unabhängig vom Sitz der Gefäßverkalkung auch das Herz chro-

nisch schwächen. Besonders häufig tritt die Herzschwäche (s. Seite 50 f.) dann ein, wenn die Koronararterien selbst verkalkt sind. Der Herzmuskel wird ständig mangeldurchblutet, degeneriert dadurch und kann seine Aufgabe nur noch unzulänglich erfüllen. Die linke Herzkammer wird häufiger und stärker als die rechte betroffen. Anfangs kommt es nur bei Anstrengungen, später auch in Ruhe zu Beschwerden.

Als weitere Folge kann es bei Verkalkung der Koronararterien zur Angina pectoris (s. Seite 24 ff.) kommen. Je weiter die Verkalkung der Herzkranzgefäße fortschreitet, desto häufiger und schwerer werden meist die Schmerzanfälle. Am Ende droht dann der Herzinfarkt (s. Seite 24 ff.). Er kann durch rechtzeitige, ganzheitliche Therapie oft noch verhindert werden.

Eine andere mögliche Folge der Arterienverkalkung kann der Schlaganfall sein. Schlaganfälle machen rund 15% aller Todesfälle in den westlichen Industrienationen aus. Sie treten heute vermehrt bereits im 4. und 5. Lebensjahrzehnt auf, und zwar hauptsächlich bei Männern, die meist am Wochenende zu reichlich Alkohol getrunken haben.

Zum Teil endet ein Schlaganfall sofort oder bald danach tödlich, manchmal verläuft er aber auch so leicht, daß keine nennenswerten Symptome auftreten und kein Fachmann konsultiert wird.

Wir kennen zwei Formen des Schlaganfalls, die beide mit Arterienverkalkung in Zusammenhang stehen:

- blutiger Schlaganfall, der seltener auftritt, aber meist besonders schwer verläuft; dabei platzt eine Arterie im Gehirn, Blut tritt aus und Hirngewebe wird zerstört; ausgelöst wird der Schlaganfall oft durch einen plötzlichen Anstieg oder Abfall des Blutdrucks, zum Beispiel bei Aufregungen, körperlicher Anstrengung, im Schlaf oder sogar schon beim Husten, Lachen oder Pressen während des Stuhlgangs, und
- unblutigen Schlaganfall, die häufigere Form, wobei eine Hirnarterie durch Verkalkung oder eine Embolie völlig verlegt wird; das nachfolgende Hirngewebe erhält kein Blut mehr, es stirbt ab.

Die Symptomatik richtet sich nach Sitz und Ausdehnung der Gehirnschädigung. In leichten Fällen treten nur flüchtige Bewußtseinsstörungen auf, die kaum bemerkt werden. Meist wird das Bewußtsein aber stärker beeinträchtigt oder schwindet für unterschiedlich lange Zeit ganz, hinzu kommen oft einseitige Lähmungen, Sprachstörungen und Unfähigkeit zur Stuhl- und Harnverhaltung.

Die Prognose beim Schlaganfall ist individuell unterschiedlich. Bei manchen Patienten bleiben kaum Dauerschäden zurück, weil andere Teile des Gehirns die Aufgaben des zerstörten Gebiets übernehmen; dazu ist oft eine intensive

Übungsbehandlung notwendig, die zum Beispiel das Sprechvermögen und die Beweglichkeit trainiert. In anderen Fällen ist der Betroffene ein Leben lang behindert und muß ständig gepflegt werden. Mit jedem weiteren Schlaganfall nimmt das Risiko zu, daß er tödlich ausgeht. Deshalb ist die ganzheitliche Nachsorgebehandlung mit konsequenter Ausschaltung aller vermeidbaren Risikofaktoren besonders wichtig.

Die Arterienverkalkung kann auch noch zu einer Reihe weiterer Komplikationen führen, je nachdem, welche Abschnitte des arteriellen Systems wie schwer betroffen sind. Insbesondere die Nieren und die Verdauungsorgane werden häufiger schwerwiegend geschädigt (s. Seite 62). Zu nennen sind vor allem Nierenschrumpfung mit Nierenversagen, Koliken der Verdauungsorgane und Zuckerkrankheit, die wiederum die Arterienverkalkung weiter verschlimmert. Es können auch Sehstörungen, Hörstörungen, chronisches Ohrensausen und Gleichgewichtsstörungen auftreten.

Schließlich sei noch auf den Bluthochdruck hingewiesen. Als Risikofaktor, der die Arterien schädigt, trägt er oft mit zur Arterienverkalkung bei. Besteht sie erst einmal, erhöht sich der Blutdruck durch die zunehmende Gefäßverengung, die dem Blut höheren Widerstand entgegensetzt, noch weiter, die Arterien werden dadurch zusätzlich geschädigt – ein Teufelskreis kommt in Gang, der durch frühzeitige Behandlung unterbrochen werden muß.

Es erübrigt sich, noch auf weitere mögliche Folgekrankheiten der Arterienverkalkung einzugehen, da sie nur durch gründliche Untersuchung diagnostiziert werden können. Die hier beschriebenen Komplikationen verdeutlichen eindringlich, daß man die Arterienverkalkung niemals leicht nehmen darf, auch wenn sie nur mäßige, leicht erträgliche Beschwerden verursacht. Die bestehenden Arterienschäden lassen sich nicht mehr rückgängig machen, aber man kann verhindern, daß sie fortschreiten.

Vorbeugung und Therapie der Arterienverkalkung

Manchmal tritt die Arterienverkalkung schicksalhaft aufgrund ungünstiger Erbanlagen und anderer unvermeidlicher Faktoren auf, aber das sind Ausnahmefälle. Im allgemeinen läßt sich die stärkere Verkalkung der Arterien durch gesundheitsbewußte Lebens- und Ernährungsweise verhindern oder zumindest lange verzögern. Zur Vorbeugung gilt, was schon beim Herzinfarkt (s. Seite 24 ff.) gesagt wurde:

– vollwertige Ernährung mit wenig Fett, Eiweiß und denaturierten Kohlenhydraten, deren Kaloriengehalt den Bedarf des Körpers nicht überschreitet,
– ausreichend Bewegung an der frischen Luft und Gymnastik,
– strikter Verzicht auf Nikotin, allenfalls mäßiger Konsum von

Alkohol, Koffein und anderen Genußmitteln sowie
– regelmäßiges Entspannungs- und Anti-Streß-Training.

Hoher Blutdruck, Zuckerkrankheit, Unterfunktion der Schilddrüse und andere Erkrankungen, die die Entstehung der Arterienverkalkung begünstigen, werden nach Anweisung des Fachmanns ausgeheilt oder bei Bedarf ständig behandelt. Damit schützt man das arterielle Gefäßsystem so gut wie möglich vor Verkalkung und ihren Folgekrankheiten.

Zur Behandlung bestehender Arterienverkalkung leisten pflanzliche Heilmittel gute Dienste. Hervorzuheben sind vor allem Knoblauch und Weißdorn, die man wegen der genaueren Dosierbarkeit als Fertigarzneimittel verwendet: mit Knoblauch kann zusätzlich nach Geschmack das Essen gewürzt werden.

Wissenschaftliche Untersuchungen ergaben folgende Hauptwirkungen der beiden Drogen auf das Herz-Gefäß-System:

– Knoblauch beugt allgemein der Arterienverkalkung vor, hält die Gefäßwände elastischer und normalisiert insbesondere zu hohe Blutfett- und Blutdruckwerte, darüber hinaus regt er mild an und verhindert vorzeitiges Altern.

– Weißdorn stärkt das Herz und verbessert insgesamt die Funktionen des Herz-Kreislauf-Systems, außerdem hält er ebenfalls die Arterien elastischer.

Am besten nimmt man die beiden Drogen gemeinsam ein. Der Therapeut kann bei hohem Blutdruck zusätzlich Mistelpräparate und zur Verbesserung der Durchblutung die Heilpflanze Ginkgo biloba verordnen. Zum Teil werden die genannten Heilpflanzen auch in homöopathischer Zubereitung angeboten. Dabei kommt es darauf an, die individuell genau richtigen Mittel auszuwählen, damit eine optimale Wirkung erzielt wird; die Verordnung bleibt also stets dem Fachmann vorbehalten.

Kneippsche Wasseranwendungen sollen die Durchblutung anregen und die Gefäßmuskulatur trainieren. Vor allem die wechselwarmen Anwendungen, die rasche Reaktionen der Gefäße erzeugen, sind hier zu empfehlen. Man benötigt dazu zwei ausreichend große Wannen oder ähnliche geeignete Badegefäße; das eine wird mit 38 °C warmem, das andere mit kaltem Wasser gefüllt. Zunächst badet man drei Minuten im warmen Wasser, wechselt dann rasch für 5–20 Sekunden ins kalte Wasser und kehrt ins warme Bad zurück; insgesamt wechselt man 2–3mal zwischen warm und kalt und beendet die Anwendung immer mit kaltem Wasser. Für den Hausgebrauch sind vor allem Arm- und Fußwechselbäder geeignet; ihre Wirkung bleibt nicht auf die behandelten Körperteile beschränkt, sondern setzt sich über das Gefäß- und Nervensystem fort, so daß auch die übrigen Arterien allgemein günstig beeinflußt werden.

- Wechselarmbad: Die beiden Wannen müssen so groß sein, daß man beide Arme bis kurz unter die Achselhöhlen eintauchen kann. Sie werden mit den Händen voran zunächst ins warme Wasser getaucht; nach drei Minuten wechselt man rasch für etwa 20 Sekunden ins kalte Wasser und kehrt dann ins warme Wasser zurück. Insgesamt soll dreimal zwischen warm und kalt gewechselt werden. Das letzte Armbad findet in kaltem Wasser statt. Danach frottiert man die Arme mit einem groben Handtuch kräftig trocken.
- Wechselfußbad: Die Bezeichnung Fußbad hat sich zwar eingebürgert, ist aber nicht korrekt, denn es handelt sich um ein Unterschenkelbad, bei dem das Wasser bis zur Wadenmitte reicht. Beide Unterschenkel werden gleichzeitig mit den Füßen voran zunächst für drei Minuten ins warme Wasser getaucht; danach wechselt man für 5–10 Sekunden ins kalte Wasser und kehrt anschließend sofort ins warme Wasser zurück. Insgesamt wird dieser Vorgang 2- bis 3mal durchgeführt, wobei die Anwendung immer mit kaltem Wasser beendet wird. Die Beine frottiert man danach kräftig trocken.

Arm- und Fußwechselbäder können 1- bis 3mal täglich durchgeführt werden, um die Gefäße zu trainieren. Bei ausgeprägter Arterienverkalkung sollte man vorher den Therapeuten um Rat fragen.

Das Gefäßsystem kann auch gut durch Wechselduschen trainiert werden. Sie werden aber nicht von allen Patienten mit Arterienverkalkung gut vertragen. Deshalb ist damit Vorsicht geboten. Die Wechseldusche beginnt warm mit 39–40 °C; nach 2–3 Minuten stellt man plötzlich für zehn Sekunden auf kaltes Wasser um und kehrt danach wieder zum warmen Wasser zurück. Insgesamt wechselt man 2- bis 4mal zwischen warmem und kaltem Wasser. Zuletzt duscht man noch einmal kalt ab. Anschließend frottiert man sich mit einem großen Handtuch kräftig trocken. Beim Duschen wirkt neben der Wassertemperatur auch der Falldruck des Wassers; deshalb wirken Wechselduschen stärker als Teilwechselbäder.

Die weitere Behandlung der Arterienverkalkung, insbesondere der Funktionsschwäche von Herz, Gehirn, Nieren und anderen inneren Organen bleibt dem Fachmann vorbehalten. Wenn sich die Beschwerden nicht bessern, kann eine Operation angezeigt sein, bei der völlig verschlossene Gefäßabschnitte durch Einpflanzung von Gefäßstücken (Bypass) umgangen werden. Dadurch beseitigt man zwar die akuten Symptome, die schon beschriebene Behandlung ist dennoch notwendig, damit die eingepflanzten Gefäßstücke nicht ebenfalls verkalken.

Die Amputation eines Beins bei schon fortgeschrittener Schaufensterkrankheit kann unter Umständen durch frühzeitige Ozontherapie vermieden werden. Obwohl die Naturheilkunde also vielfältige Möglichkeiten bietet, um auch bei fortgeschrittener Arterienverkalkung noch zu helfen, gilt gerade hier besonders der Grundsatz: Vorbeugen ist besser als heilen. Je früher man damit beginnt, desto günstiger sind die Erfolgsaussichten.

Krampfadern

Krampfadern stehen in allen westlichen Industrienationen nach der Arterienverkalkung an 2. Stelle der Gefäßkrankheiten. Mindestens jeder 10. leidet so schwer darunter, daß eine Behandlung notwendig ist, nicht gerechnet die große Zahl derer, bei denen nur leichte Gefäßveränderungen bestehen, die noch keiner Therapie bedürfen. Keinesfalls darf man Krampfadern nur als kosmetisches Problem verstehen, sie können zu erheblichen Beschwerden und ernsten Komplikationen führen.

Ursachen der Krampfadern

Bei Naturvölkern treten Krampfadern relativ selten auf. Sie gehören also auch wieder zu den Gefäßleiden, die durch zivilisationsbedingte Faktoren begünstigt werden. In erster Linie sind hier chronische Darmträgheit, Bewegungsmangel und falsche Bekleidung zu nennen.
Die Darmverstopfung hängt eng mit falscher, ballaststoffarmer Er-

nährung und Bewegungsmangel zusammen. Der ständig überfüllte, oft auch noch aufgeblähte Darm drückt auf die Venen im Bauch- und Beckenraum. Deshalb staut sich Blut in den Beinvenen, deren Wände im Lauf der Zeit an Elastizität verlieren und sich zu Krampfadern erweitern.
Bewegungsmangel läßt die Beinmuskulatur erschlaffen und verkümmern. Die benachbarten Venen finden keinen festen Halt mehr darin, und das Blut wird durch die Muskelbewegungen nicht ausreichend weitertransportiert, sondern staut sich in den Venen. Die Folgen gleichen denen bei chronischer Darmträgheit: Die chronisch überlasteten Venen erweitern sich zu Krampfadern.
Begünstigt wird das Entstehen von Krampfadern noch dadurch, daß man zu häufig über längere Zeit sitzt und steht. Teilweise ist dies berufsbedingt zum Beispiel bei Büro- und Verkaufspersonal. Sitzen läßt die Venen-Muskel-Pumpe erschlaffen; außerdem wird eine große Vene an der Rückseite des Beins abgeknickt, so daß kaum noch Blut durchfließen kann. Auch beim Stehen funktioniert die Venen-Muskel-Pumpe nicht richtig, und das Blut staut sich, weil es bei unzureichender Muskeltätigkeit der Schwerkraft nach unten folgt.
Eine falsche Bekleidung fördert Krampfadern, wenn sie zu eng anliegt und den Blutfluß der Venen im Bauch- und Beckenraum behindert. Oft zwingt sie auch noch zu

einer unnatürlichen Körperhaltung (vor allem die zu engen Jeanshosen), die zusätzlich den venösen Blutstrom vermindert. Auch Schuhe mit zu hohen Absätzen verringern den Blutfluß in den Beinvenen, weil die Wadenmuskulatur verkümmert und dadurch die Muskelpumpe schlechter funktioniert. Allerdings entstehen in der Regel nicht allein durch falsche Kleidung und Schuhe Krampfadern, sondern erst dann, wenn noch weitere Risikofaktoren hinzukommen.

Ein solcher Risikofaktor ist das Übergewicht. Der Fettansatz, vor allem am Bauch, behindert die Durchblutung der Beinvenen, außerdem bewegen Übergewichtige sich oft besonders wenig. Das verstärkt den Einfluß der anderen Risikofaktoren.

Während einer Schwangerschaft treten ebenfalls vermehrt Krampfadern (im Volksmund »Kindsfüße« genannt) auf, weil die größer werdende Gebärmutter auf die Venen im Becken drückt und damit den Abfluß aus den Beinvenen behindert. Ferner spielen vermutlich auch noch die hormonellen Veränderungen eine Rolle. Aber es muß nicht unbedingt während der Schwangerschaft zu Krampfadern kommen, wenn relativ regelmäßig Schwangerschaftsgymnastik betrieben wird.

Oft führt man die Krampfadern auf eine anlagebedingte Bindegewebsschwäche zurück. Das kann vor allem dann zutreffen, wenn die Krampfadern familiär gehäuft

vorkommen. Aber man darf in solchen Fällen nicht vergessen, daß falsche Gewohnheiten, die Krampfadern begünstigen, häufig vom Vorbild der Eltern übernommen und unkritisch beibehalten werden. Deshalb können Krampfadern auch ohne Erbanlagen familiär häufiger auftreten. Ohnehin müssen weitere Risiken bestehen, ehe sich Krampfadern bilden.

Das typische Beschwerdebild

Krampfadern entwickeln sich schleichend und beschwerdelos. Deshalb wird die Behandlung oft lange Zeit aufgeschoben, bis keine Heilung mehr möglich ist, sondern nur noch Symptome gelindert werden können.

Am Anfang steht oft ein unangenehmes Schweregefühl in den Beinen, das sich im Lauf des Tages verschlimmert. Im Gegensatz zur Arterienverkalkung der Beingefäße bessert es sich aber durch Bewegung, weil das Blut in den Venen durch die Muskelarbeit wieder herzwärts bewegt wird.

Bald treten zusätzlich zum Schweregefühl auch noch Schwellungen auf. Sie können sich auf die Gegend um die Fußknöchel beschränken, aber auch den gesamten Unterschenkel betreffen. Verursacht werden sie durch die Stauung des Bluts in den Beinvenen. Wenn man mit dem Finger auf die Schwellung drückt, bleibt meist längere Zeit eine Delle bestehen. Die Schwellungen entwickeln sich meist erst im Tagesverlauf. Sie bessern sich, wenn man die Beine hochlagert. Sie bessern sich auch, wenn man die Beine bewegt.

Wenn keine Hinweise auf Krampfadern bestehen, muß bei Schwellungen der Knöchel und Unterschenkel an Herz- oder Nierenleiden gedacht werden. Im Zweifel ist deshalb ratsam, sich rasch untersuchen zu lassen, um auszuschließen, daß man keine ernste Erkrankung verschleppt.

Wenn sich die Krampfadern verschlimmern, kommt es zu einem unangenehmen Kribbeln und Brennen in den Unterschenkeln. Später treten oft krampfartige Schmerzen auf (daher Krampfadern); sie unterscheiden sich von Schmerzen bei der Schaufensterkrankheit dadurch, daß die Krämpfe durch Bewegung nachlassen.

Bei krampfartigen Schmerzen in den Beinen darf man aber nicht immer von Krampfadern ausgehen. Dafür sind weitere Anhaltspunkte notwendig. Unter anderem können auch Überanstrengungen, Magnesiummangel oder übermäßige Flüssigkeits- und Elektrolytverluste, hervorgerufen durch Durchfall, Erbrechen und starkes Schwitzen, zu solchen Krämpfen führen. Daran sollte man immer denken.

Die bisher genannten Symptome gehören alle noch zu den Frühwarnzeichen der Krampfadern, auch wenn sie schon unangenehm genug sind. Erfolgt keine wirksame Behandlung, erweitern und verlängern sich die Venen, was zur deutlich sichtbaren Schlängelung führt. Dort, wo sich Venenklappen befinden, sieht man kugelige Vorwölbungen; an dieser Stelle staut sich das Blut zurück, wobei sich die Venenklappen auffüllen und übermäßig erweitert werden.

Die bläuliche Verfärbung der sichtbaren Krampfadern hat zwei Ursachen; zum einen wird die Haut minderdurchblutet und dadurch allmählich dünner, zum andern schimmert durch die allmählich dünner werdende Haut das in den Venen gestaute, sauerstoffarme Blut hindurch.

Mit dem Hautschwund ist oft heftiger Juckreiz verbunden. Daraus kann sich ein Unterschenkelekzem entwickeln. Die Haut an dieser Stelle ist gerötet, sie brennt, näßt, schuppt und ist von Krusten bedeckt. Oft wird das Unterschenkelekzem von einem schier unerträglichen Juckreiz begleitet. Das Ekzem ist sehr hartnäckig und kann selbst nach scheinbarer Heilung durch den geringsten Reiz wieder aufflammen.

Wenn sich die Haut über den Krampfadern weiter verdünnt, kann sie irgendwann reißen, so daß sich daraus ein Unterschenkelgeschwür entwickelt. Umgangssprachlich spricht man vom »offenen Bein«. Es kann oft schon nach kleinen Verletzungen, zum Beispiel durch Kratzen der juckenden Haut, aufbrechen. Manchmal aber ist keine äußere Ursache zu erkennen. Unbehandelt frißt es sich langsam in die Umgebung und Tiefe weiter und kann bis zum Knochen reichen. Die Umgebung des Geschwürs ist bretthart, oft bestehen starke Schmerzen. Da an dieser Stelle die schützende Haut fehlt, kann es leicht zu Infektionen kommen. Manche sind nicht ungefährlich. Auch nach scheinbarer Abheilung kann das Geschwür jederzeit wieder aufbrechen und über viele Jahre bestehen.

Gefährlich kann auch die Krampfaderblutung werden. Sie tritt wegen der schwindenden Haut und brüchigen Venenwand schon nach geringfügiger äußerer Gewalteinwirkung auf. Das dunkle Blut sickert oder quillt in einem starken Strom heraus. Geht zu viel Blut verloren, kann es zu einem gefährlichen Kreislaufschock kommen.

Komplikationen beim Krampfaderleiden

Neben hartnäckigen Ekzemen, Geschwüren und heftigen Blutungen drohen bei Krampfadern oft schon früh Venenentzündungen, Thrombosen und Embolien. Sie bedeuten manchmal akute Lebensgefahr für den Patienten.

Die krankhaft veränderten Venen neigen zu Entzündungen, weil der Blutstrom stark verlangsamt ist. Besonders gefährdet sind Menschen, die sich zu wenig bewegen oder durch Krankheit zu längerer Bettruhe gezwungen sind. Meist ist eine oberflächliche Krampfader entzündet. Sie schwillt plötzlich an, wird hart, rot und heiß und verursacht starke Schmerzen. Die oberflächliche Venenentzündung ist gewöhnlich ungefährlich und heilt komplikationslos aus.

Wesentlich bedenklicher sind Entzündungen der tiefer gelegenen Venen. Dabei kommt es zwar meist nur zu mäßigen Schmerzen und leichter Schwellung, die Haut über den entzündeten Venen kann bläulich verfärbt sein, aber als schwerwiegendste Komplikationen drohen Thrombosen und Embolien.

Venenentzündungen lassen sich oft vermeiden, wenn man die Durchblutung durch regelmäßige, ausreichende Bewegung fördert. Unter Umständen sind innerlich und äußerlich geeignete Arzneimittel noch zusätzlich anzuwenden. Besonders wichtig wird dies dann, wenn bereits einmal eine Venenentzündung eingetreten ist, um Wiederholungen zu vermeiden.

Der verlangsamte oder stockende Blutfluß in den Krampfadern und die krankhaft veränderten Venenwände stören die Blutgerinnung. Es können sich Blutgerinnsel (Thromben) bilden. Sie setzen sich an der Gefäßinnenwand fest und verengen oder verlegen die Venenlichtung. Die Symptomatik ähnelt der bei Venenentzündungen.

Thrombosen der oberflächlichen Venen bleiben meist folgenlos, weil das Blut von tieferen Venen aufgenommen werden kann, die es weitertransportieren. Nur selten tritt eine Embolie ein. Bei Thrombosen der tieferen Venen dagegen müssen die oberflächlichen Gefäße zu viel Blut aufnehmen. Sie werden geschädigt, was vorhandene Krampfadern verschlimmert; außerdem besteht eine viel größere Emboliegefahr.

Wenn Thromben längere Zeit an der Venenwand festsitzen, wachsen nach einigen Wochen Gefäße und Bindegewebsfasern ein. Dadurch wird das Blutgerinnsel dauerhaft an der Venenwand befestigt, es behindert dann den Blutstrom ständig. Das Blut wird in andere Venen umgeleitet, die sich erweitern und zu neuen Krampfadern entwickeln, die bestehenden verschlimmern sich.

Zur Embolie kommt es dann, wenn ein Thrombus von der Venenwand abgerissen wird. Mit dem Blutstrom gelangt er zunächst ins Herz und dann meist weiter in den Lungenkreislauf, wo er in einem Gefäß steckenbleibt. Die Lungenembolie kann rasch tödlich enden. Manchmal wird der Embolus auch in den Körperkreislauf geleitet und verursacht eine Leber-, Nieren-, Gehirn- oder Beinembolie, die ebenfalls akut lebensgefährlich ist.

Durch rechtzeitige, konsequente Krampfaderbehandlung lassen sich Thrombosen und Embolien meist verhindern. Beim geringsten Verdacht darauf muß sofort der Therapeut gerufen werden.

Vermeidung und Behandlung der Krampfadern

Wer Krampfadern vermeiden oder behandeln will, muß sich ausreichend bewegen. Dazu eignen sich alle Gymnastik- und Sportarten, welche die Muskulatur der Beine beanspruchen und kräftigen, vor allem Joggen und Radfahren. Täglich zweimal je 5–10 Minuten Gymnastik und dreimal wöchentlich mindestens 30 Minuten Sport sind das Minimum für Gesunde. Daneben sollte man durch häufiges flottes Gehen und Wandern die Venen-Muskel-Pumpe kräftigen, um die Blutzirkulation zu verbessern.

Man sollte sich auch, vor allem nach längerem Sitzen und Stehen, die Zeit nehmen, einmal entspannt die Beine hochzulegen, damit sich die Venen entleeren. Durch eine sanfte Streichmassage der Beine kann man die Entleerung unterstützen:

Man winkelt im Sitzen ein Bein an und legt beide Hände nicht zu fest um den Knöchel; dann streckt man das Bein langsam nach vorne aus, wobei es zwischen den Händen hindurchgleitet. Dadurch entleeren sich die Venen in Richtung Herz.

Man kann auch die Nachtruhe nutzen, um Blutstauungen zu beseitigen. Das Mittel ist einfach: Man erhöht das Fußende am Bett um 30 cm. Als weitere Maßnahmen zur Vorbeugung und Basistherapie empfehlen sich:

– eine ballaststoffreiche Ernährung mit viel pflanzlicher Rohkost, damit keine chronische Darmträgheit eintritt,

– bequeme, locker sitzende Kleidung ohne beengende Gürtel, Rock- und Hosenbünde oder Strümpfe und gutes Schuhwerk mit niedrigen Absätzen,

– das Vermeiden von längerem Stehen oder Sitzen (zwischendurch kann man immer wieder etwas Ausgleichsgymnastik betreiben und die schon beschriebene Streichmassage durchführen) und

– der Abbau von Übergewicht durch vollwertige Reduktionsdiät und Einhaltung des individuell richtigen Körpergewichts durch gesunde, kalorienarme Kost.

Wenn eine generelle Bindegewebsschwäche besteht, die oft auch noch zu schlechter Haltung, auffälliger Neigung zu Verrenkungen, Verstauchungen und Eingeweidebrüchen beiträgt, kann es angezeigt sein, längere Zeit Kieselsäure einzunehmen, die diesen Zustand bessert. Kieselsäure (Silizium) gibt es in reiner Form als Arzneimittel; sie kann auch zusammen mit Ackerschachtelhalmtee eingenommen werden. Die Kur soll mindestens drei Monate, besser länger, dauern.

Von den Wasseranwendungen eignen sich vor allem kalte Fußbäder und Wechselfußbäder, die schon bei der Arterienverkalkung beschrieben wurden (s. Seite 67), und das Wassertreten in der bis über die Wadenmitte mit kaltem Wasser gefüllten Badewanne; diese Wasseranwendungen werden 2–4mal täglich durchgeführt. Auch kalte Wadenwickel mit Lehm oder Ackerschachtelhalmtee helfen gut. Dazu benötigt man zwei Leinentücher und ein Wolltuch passender Größe. Das innere Leinentuch wird in kaltes Wasser mit eingerührtem Lehm oder Acker-

schachtelhalmtee getaucht und so angelegt, daß es von den Knöcheln bis zu den Knien reicht. Darüber kommt das etwas größere, trockene Leinentuch und als äußerer Abschluß das noch etwas größere Wolltuch. Der Wickel bleibt 1½–2 Stunden angelegt und kann täglich etwa 2- bis 4mal wiederholt werden.

Unter den pflanzlichen Heilmitteln steht die Roßkastanie im Vordergrund. Sie regt die venöse Durchblutung an, kräftigt die Venenwände und wirkt Schwellungen entgegen. Fertige Arzneimittel werden sowohl innerlich als auch äußerlich angewendet, das verbessert die Wirkung. Der Beinwell (Symphytum) kann vor allem bei Venenentzündungen und Thrombosen empfohlen werden; am besten verwendet man eine fertige Paste, die nach Anweisung aufgetragen wird.

In der Homöopathie verwendet man Roßkastanie ebenfalls, um Krampfadern zu behandeln. Daneben gibt es noch verschiedene andere Mittel zur inneren und äußeren Therapie, die individuell vom Therapeuten verordnet werden müssen.

Oft werden bei Krampfadern Stützstrümpfe und -verbände empfohlen. Sie üben von außen Druck auf die Venen aus, ersetzen also die Muskelpumpe. Als passive Maßnahme sind sie aber nur vorübergehend bei starken Krampfadern, Thrombosen, offenem Bein und nach Krampfaderoperationen angezeigt. Längerer Gebrauch hingegen verstärkt die Krampfadern. Wer aktiv seine Krampfadern durch Bewegung und Wasseranwendungen behandelt, benötigt die Stützstrümpfe und -verbände bald nicht mehr.

Starke Krampfadern, die auf keine Behandlung mehr richtig ansprechen, können verödet oder chirurgisch entfernt werden. Wenn allerdings keine ergänzende Nachbehandlung erfolgt, entwickeln sich bald an anderer Stelle Krampfadern.

Der Therapeut kann noch mit verschiedenen anderen Naturheilmitteln behandeln, zum Beispiel mit Enzymen, die vor allem bei Thrombosen und Venenentzündungen angezeigt sind, oder mit Ozon. Heilen lassen sich fortgeschrittene Krampfadern dadurch zwar nicht mehr, aber man bessert zumindest die Beschwerden und verhindert, daß sich rasch weitere Krampfadern bilden.

Blutende Krampfadern bedeckt man mit einer sterilen Kompresse, die durch eine elastische Binde befestigt wird. Wenn die Kompresse durchgeblutet ist, legt man eine neue darauf und verstärkt den Zug der Binde. Die Binde darf aber nicht den Blutfluß im Bein drosseln. Steht die Blutung auch nach der 2. Kompresse nicht, ruft man sofort den Arzt.

Krampfadergeschwüre, Venenentzündungen, Thrombosen und Embolien werden stets fachmännisch behandelt. Selbsthilfe ist nicht ratsam. Beim geringsten Verdacht auf eine dieser Komplikationen wird das Bein ruhig gehalten und hochgelagert, bis der Therapeut die Behandlung übernimmt.

Ernstere Komplikationen bei Krampfadern kann man sich meist ersparen, wenn man schon Beinschwere und Schwellungen als erste Warnzeichen zum Anlaß für eine baldige Untersuchung und Behandlung nimmt. Nicht selten ist dann sogar noch weitgehende Heilung möglich.

Hämorrhoiden

Unter Hämorrhoiden, die man im weiteren Sinn ebenfalls zu den Erkrankungen des Gefäßsystems rechnen kann, leiden in den westlichen Industrienationen gut 50 % der Bevölkerung. Falsche Scham und Leichtfertigkeit verzögern die Behandlung oft viel zu lang, so daß am Ende keine erfolgreiche Therapie mehr möglich ist. Unter Umständen verschleppt man sogar eine ernste andere Erkrankung des Enddarms, die sich mit ähnlichen Symptomen wie Hämorrhoiden bemerkbar macht.

Vereinfacht gesagt handelt es sich bei Hämorrhoiden um knotenförmige bis kirschkerngroße Erweiterungen der Venengeflechte des Enddarms und Afters. Sie können sich hinter dem Afterschließmuskel im Darm befinden oder als äußere Hämorrhoiden aus dem After vortreten.

Verursacht werden sie durch Blutstauungen in dieser Region, die zur krankhaften Erweiterung der Venengeflechte führen.

Die Grundvoraussetzung dafür ist oft eine anlagebedingte Bindegewebsschwäche, die allein aber nicht zu Hämorrhoiden führen muß. Diese treten erst dann auf, wenn weitere Risikofaktoren hinzukommen. Dazu gehören vor allem chronische Darmträgheit durch ballaststoffarme Ernährung und Bewegungsmangel, der die Durchblutung stört. Ferner können Übergewicht, eine vorwiegend sitzende Lebensweise, Mißbrauch von Alkohol, Leberleiden und Blutstauungen im Bauch- und Beckenraum während der Schwangerschaft Hämorrhoiden begünstigen.

Symptomatisch sind anfangs Brennen, Jucken und Nässen am After. Später treten erhebliche Schmerzen, Blutungen, Entzündungen und Geschwüre auf, und die Hämorrhoidenknoten können im After eingeklemmt werden. Verstärkte Schmerzen bei der Stuhlentleerung führen oft zur willentlichen Stuhlverhaltung; das verstärkt die Darmträgheit, und die Hämorrhoiden verschlimmern sich weiter. Wegen der Hämorrhoidalblutungen kann sich bald erhebliche Blutarmut entwickeln. Auch Thrombosen der Aftervenen sind möglich, die man am dumpfen Schmerz erkennt.

Durch regelmäßigen Stuhlgang und ausreichend Bewegung lassen sich Hämorrhoiden oft vermeiden und bessern. Vollwertkost mit genügend Ballaststoffen in pflanzlicher Rohkost, viel Gymnastik und Sport bilden die Grundlagen der Vorbeugung und Therapie. Krankheiten, die Hämorrhoiden begünstigen, werden gezielt nach Anweisung behandelt, Übergewicht reduziert man schonend, der Alkoholkonsum wird eingeschränkt, wenn man nicht ganz darauf verzichten will.

Zur örtlichen und inneren Therapie gibt es zahlreiche Arzneimittel. Salben und Zäpfchen enthalten als Hauptwirkstoffe vor allem Roßkastanie zur Anregung der lokalen Durchblutung, Kamille mit entzündungshemmender Wirkung, Eichenrinde und Hamamelis, ferner örtlich schmerzstillende Stoffe wie Lidocain. Der Arzt kann bei eitrigen Entzündungen auch Antibiotika zur lokalen Anwendung verordnen.

Die Homöopathie verwendet lokal ebenfalls Salben und Zäpfchen, die meist eine Kombination mehrerer Wirkstoffe enthalten. Oft werden sie durch pflanzliche Mittel oder schmerzstillende Substanzen ergänzt.

Noch relativ neu ist die Kältetherapie mit dem Kältestab aus der Apotheke. Er wird im Kühlschrank abgekühlt und nach Gebrauchsanweisung mehrmals täglich in den After eingeführt. Die Kälte lindert Schmerzen und Entzündungen, regt die örtliche Durchblutung an, zieht die Gefäße zusammen und stillt Blutungen.

Als es den bequem anzuwendenden Kältestab noch nicht gab, wendete man die Kälte in Form von Sitzbädern mit Eichenrinde oder Kamille an.

– Sitzbad: Dabei taucht der Unterkörper bis etwa in Nierenhöhe ins kalte Wasser ein; die Beine werden auf den Rand der Wanne gelegt, beim Gebrauch einer Sitzbadewanne stehen die Füße außen vor der Wanne. Der Oberkörper bleibt bekleidet. Die Anwendung dauert 5–20 Sekunden und wird anfangs einmal täglich, nach Besserung 2- bis 4mal wöchentlich durchgeführt. Den Eichenrindenzusatz bereitet man mit 500 g Eichenrinde auf 1 l kaltes Wasser zu. Man bringt das Wasser zum Kochen und läßt es fünf Minuten mit der Eichenrinde sieden; dann wird die Eichenrinde abgeseiht, und nach Abkühlung wird der Sud ins Badewasser gegossen. Kamille verwendet man am besten nach Anweisung in fertiger Zubereitung als Badezusatz.

Wichtig ist auch die sorgfältige Aftertoilette nach jedem Stuhlgang, damit Entzündungen verhütet werden. Zunächst reinigt man den After mit weichem, nicht bedrucktem Toilettenpapier, dann wäscht man mit einem in kalten Kamillentee getauchten Zellstofftupfer nach (keine Seife verwenden) und tupft mit Toilettenpapier oder Zellstoff trocken. Einfacher geht es mit Analtüchern aus der Apotheke. Die Behandlung sollte, wenn möglich, durch geeignete Arzneimittel mit durchblutungsfördernder Wirkung ergänzt werden, die man einnimmt. Dazu kommen vor allem

Präparate mit Roßkastanie und verschiedene, individuell verordnete homöopathische Mittel in Betracht.

Hartnäckige Hämorrhoiden, die erhebliche Beschwerden verursachen, können notfalls verödet oder chirurgisch behandelt werden. Das beseitigt aber nicht die eigentlichen Ursachen. Um Rückfälle zu vermeiden, muß deshalb in der oben beschriebenen Weise nachbehandelt werden.

Weitere Erkrankungen der Blutgefäße

Im Rahmen dieses Buchs ist es unmöglich, alle Erkrankungen der Blutgefäße vorzustellen. Zum Abschluß sollen aber noch zwei weitere beschrieben werden: die Arterienentzündung und die Raynaud-Krankheit.

Arterienentzündungen können an jedem Abschnitt des arteriellen Gefäßsystems auftreten und heftige Schmerzen, Mangeldurchblutung und schließlich Absterben des Gewebes verursachen. Recht häufig entstehen sie an der Schläfenarterie, die dann verhärtet und verdickt; meist tritt das Gefäß geschlängelt deutlich sichtbar hervor. Der Kopfschmerz ist bei Entzündung der Schläfenarterien meist besonders heftig, kann aber auch fehlen. Schlimmstenfalls kommt es als Komplikation zur Erblindung. Bei den Patienten handelt es sich oft um Raucher. Entzündungen der Schlagadern müssen sofort medizinisch versorgt werden, um die drohenden ernsten Komplikationen möglichst zu verhüten.

Die Raynaud-Krankheit (benannt nach dem französischen Arzt Maurice Raynaud) betrifft die Arterien, welche die Gliedmaßen versorgen. Durch eine Fehlfunktion der Gefäßnerven kommt es immer wieder aufgrund anfallsweiser Krämpfe der Gefäßmuskulatur zum vorübergehenden Verschluß der Arterien mit heftigen Schmerzen in den Händen, seltener in den Beinen, die blaß und kalt werden. Überanstrengungen, Abkühlung, vor allem aber das Rauchen lösen die Anfälle aus, die bevorzugt bei Frauen auftreten. Wenn sich der Arterienverschluß häufiger wiederholt, kann das Gewebe absterben, und es kommt zum Brand (s. Seite 63).

Auch bei der Raynaud-Krankheit muß der Therapeut zugezogen werden, ehe es zum Gewebstod kommt. Die Behandlung versucht, durch Bestrahlungen der Nervenwurzeln des Sympathikus im Nacken und Kreuz, Bürstenmassagen, Kohlensäurebäder und Gymnastik die Funktionen der Gefäßnerven wieder zu normalisieren. Bei Bedarf können zusätzlich Arzneimittel verordnet werden, die den Sympathikusnerven dämpfen. Notfalls wird der Nerv durch Injektionen vorübergehend oder durch Operation dauernd ausgeschaltet. Besonders wichtig zur Vermeidung solcher tiefgreifenden Maßnahmen ist strikter Nikotinverzicht; nur unter dieser Vor-

aussetzung darf man erwarten, daß die physikalische und medikamentöse Behandlung wirksam ist.

Kreislauf- und Blutdruckstörungen

Alle bisher beschriebenen Erkrankungen des Herz-Gefäß-Systems stören die Kreislauffunktionen. Zum Teil können sie den Blutdruck krankhaft verändern. Oft spielen dabei auch negative seelisch-nervöse Einflüsse eine Rolle, die durch den Streß und die Hektik des modernen Alltags bedingt sind.

Funktionelle Kreislaufstörungen

Kreislauf-(Zirkulations-)störungen treten örtlich begrenzt oder allgemein auf. Meistens sind sie nur unangenehm, aber nicht bedenklich; es kann jedoch auch eine ernstere Krankheit dahinter stehen.

Kreislaufschwäche
Zu den allgemeinen Störungen des Kreislaufs, die sich nicht auf einzelne Körperregionen beschränken, gehört neben dem später noch gesondert behandelten niedrigen Blutdruck vor allem die Kreislaufschwäche, die zum Kollaps führen kann. Man unterscheidet die folgenden beiden Formen:
– zentrale Kreislaufschwäche, bei der die Steuerung durch das Kreislaufzentrum im Gehirn versagt; dazu kommt es bei

Hirnkrankheiten, Sonnenstich und allen Schockzuständen, aber auch bei Angst, Schreck und durch andere seelisch-nervöse Einflüsse und

– periphere Kreislaufschwäche, bei welcher der Einfluß des vegetativen Nervensystems überwiegt. Dadurch erweitern sich die Blutgefäße so sehr, daß das sehr langsam strömende Blut nicht mehr zur Füllung des Kreislaufs ausreicht; das Blut »versackt« in den Gefäßen. Dazu kann es schon bei mangelnder Kreislaufanregung durch Bewegungsmangel und Bettlägrigkeit kommen, ferner bei nachlassender Herzkraft, Allergien sowie Schockzuständen und Vergiftungen.

Die Kreislaufschwäche führt zu vielfältigen Symptomen, angefangen beim Schwindel, der von Übelkeit und Brechreiz begleitet werden kann, über das Schwarzwerden vor den Augen und die einfache Ohnmacht mit kurzem Verlust des Bewußtseins bis hin zum akut lebensbedrohlichen Kreislaufversagen (Schock).

Wenn akute Symptome der Kreislaufschwäche auftreten, sollte der Patient sofort flach gelagert werden. Da das Blut aus den Beinen im übrigen Körper dringend benötigt wird, um die Gefäße wieder besser zu füllen, hebt man sie kurze Zeit fast senkrecht hoch und lagert sie dann auf einem Stuhl oder Schemel höher als den übrigen Körper. Solange das Bewußtsein erhalten bleibt, flößt man Bohnenkaffee oder heiße Bouillon ein, um den Kreislauf wieder anzuregen. Falls ein Kreislaufmittel zur Hand ist, wird es nach Gebrauchsanweisung verabreicht.

Die Ohnmacht, die wenige Sekunden bis einige Minuten dauert, wird in gleicher Weise behandelt. Hält der Bewußtseinsverlust länger als 3–4 Minuten an, muß der Arzt gerufen werden, um das lebensbedrohliche Kreislaufversagen zu vermeiden.

Höchste Gefahr besteht beim Kreislaufschock. Er beginnt mit allgemeiner Blässe, schnellem Puls und kaltem Schweißausbruch. Im weiteren Verlauf jagt der Puls, die Haut wird bläulich, die Atmung geht stoßweise, und der Patient wird unruhig, verwirrt und verliert das Bewußtsein. Wenn jetzt keine sofortige ärztliche Hilfe erfolgt, wird der Schock so tief, daß das Leben oft nicht mehr gerettet werden kann. Deshalb sollte schon beim geringsten Verdacht auf einen Schock unverzüglich der Notarzt gerufen werden.

Auch wenn die einfache Kreislaufschwäche rasch überwunden wurde, sollte bald eine Untersuchung erfolgen, damit die Ursachen erkannt und gezielt behandelt werden.

Die nicht-krankhafte Kreislaufschwäche läßt sich meist durch ausreichendes Training – Bewegung und Abhärtung – und durch kalte Wasseranwendungen wie bei niedrigem Blutdruck (s. Seite 80 f.) beseitigen.

Neurozirkulatorische Dystonie

Diese Fehlfunktion des Kreislaufs ist keine Krankheit im eigentlichen Sinn, sondern beruht auf dem gestörten Zusammenspiel des sympathischen und parasympathischen Nervensystems. Dadurch können vor allem Schwindelanfälle, Hitzewallungen zum Kopf, Kopfschmerzen, Ohrensausen, Flimmern vor den Augen, Herzenge, Kribbeln und Einschlafen der Glieder, außerdem oft auch noch Nervosität, Schlafstörungen, Schweißausbrüche, Magendruck und Gallenblasenbeschwerden auftreten.

Diese Symptome sind sehr lästig. Sie können die Leistungsfähigkeit und die Lebensfreude erheblich beeinträchtigen, sind aber glücklicherweise meist harmlos. Allerdings sollte man bei Gelegenheit durch eine Untersuchung klären lassen, ob nicht doch eine Krankheit als Ursache dahinter steht, zum Beispiel Blutarmut, Magnesium- und Kalziummangel oder hormonelle Störungen in der Pubertät und den Wechseljahren. Sie erfordern eine gezielte Therapie.

Rein vegetative Funktionsstörungen behandelt man durch allgemein abhärtende, kräftigende Maßnahmen, vor allem ausreichend Bewegung, kalte Wasseranwendungen, Entspannungsübungen und ausreichend Schlaf; die Behandlung gleicht der beim niedrigen Blutdruck (s. Seite 80 f.).

Oft werden auch Arzneimittel, die beruhigend wirken, bei neurozirkulatorischer Dystonie verordnet.

Sie können zwar rasch helfen, aber man sollte immer daran denken, daß sie nur die Symptome beseitigen, nicht jedoch die eigentlichen Ursachen. Aus diesem Grund empfiehlt es sich, sie allenfalls vorübergehend einmal einzunehmen. Lediglich milde pflanzliche Mittel mit Baldrian, Hopfen und dem speziell auf das Herz-Gefäß-System wirkenden Weißdorn sind zur Langzeittherapie geeignet. Manchmal können auch Magnesium- und Kalziumpräparate angezeigt sein, um den Kreislauf zu stabilisieren. Bei längerfristiger Einnahme sollte man sich jedoch vom Therapeuten beraten lassen.

Auch Mistelpräparate kann man anwenden, um die Funktion des vegetativen Nervensystems zu harmonisieren.

Dauern die vegetativen Störungen längere Zeit an, können sie letztlich auch zu körperlichen Krankheiten führen. Man darf sich also nie damit trösten, daß alles »nur« von den Nerven kommt, und eine Behandlung verzögern.

Örtliche Durchblutungsstörungen

Lokal begrenzte Kreislaufstörungen treten bei verschiedenen Gefäßkrankheiten auf, zum Beispiel bei Krampfadern, Arterienverkalkung, Embolien und Thrombosen. Die Symptome hängen vom Sitz der Schädigung ab und wurden bei den entsprechenden Erkrankungen schon beschrieben (s. Seite 59). Zum Teil können die örtlichen Kreislaufstörungen bei seelischen Belastungen, vor allem bei

Streß insbesondere an Gefäßabschnitten, die schon auf andere Weise vorgeschädigt (zum Beispiel durch Verkalkung) sind, auftreten. Unter anderem kann man dann plötzlich weiße oder rote Flecken auf der Haut, besonders im Gesicht und an der Brust, beobachten, es hämmert in den Schläfen, es flimmert vor den Augen, und das Herz klopft.

Funktionelle örtliche Kreislaufstörungen werden genauso behandelt wie die neurozirkulatorische Dystonie.

Niedriger Blutdruck – eine Lebensversicherung?

Der Blutdruck reagiert zum Teil sehr empfindlich auf viele körperliche und seelisch-nervöse Einflüsse. Abweichungen von der Norm nach unten sind oft harmlos, während zu hoher Blutdruck zu den wichtigsten Risikofaktoren für Herz-Gefäß-Krankheiten zählt und so früh wie möglich behandelt werden muß. Die Bedeutung des Blutdrucks erkennt man auch daran, daß er beim Arztbesuch fast immer routinemäßig gemessen wird. Die Abstände zwischen solchen Kontrollen können aber recht lang sein, so daß Blutdruckveränderungen unter Umständen nicht frühzeitig erkannt werden. Deshalb ist es empfehlenswert, (vor allem jenseits der Lebensmitte), den Blutdruck regelmäßig selbst zu prüfen. Dazu gibt es inzwischen einfach zu handhabende Meßgeräte für den Hausgebrauch.

Während man dem niedrigen Blutdruck bei uns durchaus Krankheitswert beimißt, gilt er in vielen anderen Ländern grundsätzlich als nicht behandlungsbedürftige Abweichung von der Norm, sofern er nicht durch eine Erkrankung verursacht wird. Man kann über diese beiden Auffassungen streiten, für die Betroffenen sind die Symptome jedenfalls oft sehr unangenehm. Da tröstet es sie auch wenig, daß niedriger Blutdruck wegen der Schonung von Herz und Gefäßen eine Art Lebensversicherung bedeuten kann, denn sie müssen ihr Leben oft gleichsam auf Sparflamme führen.

Häufige Ursachen des niedrigen Blutdrucks

Aus der Sicht der anthroposophischen Medizin verbindet sich bei niedrigem Blutdruck der Astralleib zu wenig mit dem Gefäßsystem. Deshalb kommt es zu dem typischen Energie- und Antriebsmangel. Behandelt man durch blutdrucksteigernde chemische Medikamente, kann das zwar die Symptome lindern, aber es bedeutet auch einen Eingriff in die Persönlichkeit, die vielleicht eine Ruhepause benötigt, ehe sie sich mit zunehmendem Alter entfalten kann.

Die moderne psychosomatische Medizin, die sich mit den Zusammenhängen zwischen körperlichen Störungen und seelischen Einflüssen befaßt, erkennt hinter dem niedrigen Blutdruck oft ein Gefühl der Ohnmacht der Patienten, die sich unfähig fühlen, sich im Leben durchzusetzen, Verantwortung zu übernehmen und aktiv an ihrer Selbstentfaltung zu arbeiten. Die Wurzeln dieser Grundhaltung können bis in die früheste Kindheit zurückreichen, beispielsweise in einer entmutigenden, angsterzeugenden Erziehung zu suchen sein, die kein gesundes Selbstvertrauen entstehen ließ. Auch Depressionen verschiedener Ursachen kommen als psychosomatische Faktoren des niedrigen Blutdrucks in Frage.

Natürlich kann man dagegen einwenden, das Ohnmachtsgefühl entstehe erst als Folge des niedrigen Blutdrucks, und das mag im Einzelfall zutreffen. Oft ist es aber gerade umgekehrt, der niedrige Blutdruck wird mit durch die innere Grundeinstellung hervorgerufen.

Wenn seelische Faktoren nicht erkennbar oder von untergeordneter Bedeutung sind, kann niedriger Blutdruck anlagebedingt sein und kommt dann oft familiär gehäuft vor. Meist besteht in solchen Fällen eine erhöhte Erregbarkeit des parasympathischen Anteils des vegetativen Nervensystems (Vagotonie). Bei den Patienten handelt es sich häufig um schmalwüchsige Menschen mit schwachem Körperbau. Der anlagebedingte niedrige Blutdruck stellt keine Krankheit oder Funktionsstörung dar, kann aber auch nur schwer behandelt werden, sofern eine Therapie überhaupt angezeigt erscheint.

Nicht selten tritt niedriger Blutdruck bei Erschöpfungszuständen nach körperlicher oder seelisch-geistiger Überforderung und in der Genesungszeit nach Krankheiten oder Operationen ein. Sobald die Erschöpfung überwunden ist, normalisiert sich im allgemeinen der Blutdruck von selbst wieder. Unter den zivilisatorischen Ursachen steht der Bewegungsmangel an 1. Stelle. Das Herz und die Gefäße werden nicht ausreichend trainiert, so daß kein normaler Blutdruck mehr aufrecht erhalten werden kann.

Schließlich muß auch noch an eine Fehlernährung als mögliche Ursache des niedrigen Blutdrucks gedacht werden. Sie kann allgemeine Mangelzustände hervorrufen, die man auf Anhieb nicht erkennt, die aber zu einem Absinken des Blutdrucks führen.

Niedriger Blutdruck bei Krankheiten
Verschiedene Erkrankungen können zu niedrigem Blutdruck führen. In solchen Fällen tritt er als Symptom auf, das mit der erfolgreichen Therapie des Grundleidens meist wieder verschwindet. Eine häufige Ursache sind Herzkrankheiten, die den Herzmuskel schwächen. Er hat vorübergehend oder dauernd nicht mehr genug Kraft, um in den Arterien einen normalen Blutdruck herzustellen. Eine gestörte Kreislaufregulation führt ebenfalls zu niedrigem Blutdruck. Dabei kann eine neurozirkulatorische Dystonie (s. Seite 79) vorliegen, die unter anderem den

Blutdruck nach dem Aufstehen oder bei aufrechter Körperhaltung absinken läßt. Der niedrige Blutdruck kann auch Zeichen für einen lebensgefährlichen Kreislaufschock, beispielsweise nach größeren Blutverlusten oder allergischen Reaktionen sein.

Störungen im Hormonhaushalt können den Blutdruck gleichfalls verringern. Zu denken ist vor allem an Zuckerkrankheit, besonders bei zu hoch dosierter Insulinzufuhr, Unterfunktion der Schilddrüse, Hirnanhangdrüse oder Nebennierenrinde.

Niedriger Blutdruck während der Pubertät oder in den Wechseljahren dagegen hat häufig keine krankhafte Ursache, sondern ist auf die hormonellen Umstellungen in diesen Krisenzeiten des Lebens zurückzuführen.

Als weitere krankhafte Ursachen niedrigen Blutdrucks kommen verschiedene fieberhafte Infektionskrankheiten (zum Beispiel Grippe, Lungenentzündung, Tuberkulose, Typhus, Blutvergiftung), Magen-, Dickdarmentzündungen, Durchfall mit starkem Flüssigkeitsverlust, Blutarmut, allergische Reaktionen, schwere Vergiftungen, Erkrankungen im Zwischenhirn oder Rückenmark und chronische Krankheitsherde, vor allem an den Mandeln und Zahnwurzeln, in Frage. Der niedrige Blutdruck steht dabei jedoch im Hintergrund des Symptomenbildes.

Verschiedene Medikamente können ebenfalls einen niedrigen Blutdruck verursachen. Zu benennen sind vor allem versehentlich eingenommene blutdrucksenkende Mittel, gefäßerweiternde Arzneimittel, Hormonpräparate und örtlich eingespritzte Betäubungsmittel. Von den anderen medizinischen Maßnahmen führen noch warme Darmeinläufe und operative Entfernung eines Teils des Sympathikusnervs oft zum Absinken des Blutdrucks.

Diese unvollständige Aufzählung der Ursachen verdeutlicht, daß niedriger Blutdruck keineswegs immer so harmlos ist, wie gemeinhin angenommen wird. Man sollte deshalb stets bald durch gründliche Untersuchung die Ursachen abklären und bei Bedarf gezielt behandeln lassen.

Leben auf Sparflamme – Symptome des niedrigen Blutdrucks

Die genaue Diagnose des niedrigen Blutdrucks ist nur durch Messung möglich. Da der Blutdruck im Tagesverlauf biorhythmischen Schwankungen unterliegt und auf verschiedene Einflüsse sehr empfindlich reagiert, sollte er mehrmals möglichst zu unterschiedlichen Tageszeiten gemessen werden. Von niedrigem Blutdruck spricht man dann, wenn die Messungen einen dauernden Blutdruckwert unter 100 mm Hg systolisch (1. Wert) und unter 70–65 mm Hg diastolisch (2. Wert) ergeben.

Die Symptome des niedrigen Blutdrucks sind vielfältig. Am meisten leiden die Patienten unter der chronischen Müdigkeit, Mattigkeit und Leistungsschwäche, die sie zu einem Leben auf Sparflamme zwingen. Sie finden oft nicht die Kraft, sich zu normalen Aktivitäten aufzuraffen. Sie müssen deshalb auf viel verzichten, was das Leben sinnvoll und angenehm gestaltet und der Entfaltung der Persönlichkeit dient. Morgens kommen sie meist nur schwer in Gang, abends werden sie früh müde, schlafen aber oft nicht gut, weil das Gehirn minderdurchblutet wird; typisch ist, daß sie nachts zwischen 2 und 5 Uhr erwachen, wenn der Blutdruck seinen Tiefststand erreicht.

Weitere Symptome sind häufige Kopfschmerzen, Schwindel, Ohrensausen, Schwarzwerden vor den Augen, vor allem bei längerem Stehen oder Aufrichten, und die Neigung zur Ohnmacht. Diese Beschwerden bessern sich wegen der günstigeren Blutverteilung oft im Liegen.

Im seelischen Bereich kommen noch Antriebsschwäche, Lustlosigkeit und Neigung zu depressiven Verstimmungen hinzu. Auch Wetterfühligkeit mit verstärkten körperlichen und psychischen Beschwerden tritt bei Menschen, die an einem niedrigen Blutdruck leiden, vermehrt auf.

Es muß aber nicht unbedingt zu ausgeprägten Symptomen kommen. Zum Teil leben die Patienten ganz gut mit ihrem niedrigen Blutdruck, und nur zwischendurch unter besonderen Belastungen treten stärkere Beschwerden auf.

Bei niedrigem Blutdruck als Folge anderer Erkrankungen kommen deren spezielle Symptome hinzu. Sie überdecken oft die Beschwerden, die der niedrige Blutdruck verursacht.

Aktive Selbsthilfe – fachmännische Therapie

Ob und auf welche Weise niedriger Blutdruck behandelt werden muß, hängt vom Einzelfall ab. Eine gründliche Untersuchung ist immer notwendig, damit Grundkrankheiten als Ursache erkannt und gezielt behandelt werden können. Sollte eine Krankheit entdeckt werden, bleibt die Verordnung von notwendigen Maßnahmen gegen den niedrigen Blutdruck dem Fachmann vorbehalten. Sobald das Grundleiden geheilt wurde, normalisiert sich meist auch der Blutdruck ohne weitere Therapie wieder.

Beim nicht krankhaften, niedrigen Blutdruck sind massiv blutdrucksteigernde chemische Arzneimittel grundsätzlich nicht angezeigt. Sie sollen nur im Notfall, zum Beispiel beim Kollaps oder akutem stärkerem Blutdruckabfall, vorübergehend verabreicht werden, bis sich der Zustand einigermaßen stabilisiert hat und andere Heilmethoden zur Langzeittherapie eingesetzt werden können. Auch die rezeptfreien Antihypotonika sind nämlich nicht harmlos; zu den häufigsten Nebenwirkungen gehören Herzklopfen und -jagen, Herzrhythmusstörungen, Angina-pectoris-artige Herzschmerzen, Muskelzittern, Erregungszustände, Schlafstörungen und Beschwerden beim Harnlassen. Nicht angezeigt sind Antihypotonika selbstverständlich bei normalem oder hohem Blutdruck, ferner bei Überfunktion der Schilddrüse, bestimmten Formen des grünen Stars (Erhöhung des Augeninnendrucks), Prostatavergrößerung mit Restharnbildung und Tumoren der Nebennieren. Vorsicht ist außerdem bei ernsteren organischen Erkrankungen des Herz-Gefäß-Systems geboten. Unerwünschte Wechselwirkungen drohen, wenn gleichzeitig andere Arzneimittel (zum Beispiel Guanethidin) mit deutlich anregender Wirkung auf den Sympathikusnerven eingenommen werden.

Die ganzheitlich-biologische Basistherapie des niedrigen Blutdrucks, die bis zur dauerhaften Stabilisierung des Blutdrucks – notfalls lebenslang – fortgeführt werden muß, erfordert die aktive Mitarbeit des Patienten. Folgende Maßnahmen sind dazu erforderlich:

– geregelte Lebensführung mit ausreichend Schlaf, der dem persönlichen Schlafbedürfnis entsprechen soll, genügend sinnvoll gestaltete Freizeit, tägliches Entspannungstraining und Abbau von übermäßigem Streß, um die Grundvoraussetzungen für mehr Energie und Antrieb zu schaffen,

– vollwertige Ernährung, die dem Körper alle Nähr- und Vitalstoffe zuführt, die er für seine ungestörten Funktionen benötigt;

tierische Nahrungsmittel sollen eingeschränkt werden, im Vordergrund stehen pflanzliche, teilweise als Rohkost verzehrte Lebensmittel und gesäuerte Milchprodukte. Die Kost darf gut (aber nicht übermäßig) mit Voll- oder Meersalz und Kräutern gewürzt werden,

– strikter Verzicht auf Nikotin, das Herz und Gefäße schädigt, und nur maßvoller Konsum anderer Genußmittel; Koffein regt zwar den Kreislauf an und kann vor allem am Morgen den Blutdruck erhöhen, aber zu viel Kaffee oder Schwarztee darf man nicht zu sich nehmen, das wäre ein zu massiver Eingriff in die Herz-Kreislauf-Funktionen und

– mäßige, aber regelmäßige Bewegung an der frischen Luft, damit der Blutdruck schonend erhöht und stabilisiert wird. Jeden Tag soll mindestens zweimal je zehn Minuten Gymnastik getrieben werden, vor allem am Morgen, wenn der Blutdruck noch niedrig ist; außerdem sollte man im Lauf des Tages zwischendurch etwas Gymnastik treiben, damit der Blutdruck nicht stärker absinkt. Sport ist 3- bis 4mal wöchentlich je 30 Minuten lang nötig; gut eignen sich insbesondere leichter Dauerlauf, Radfahren und Schwimmen, die möglichst viele Muskelpartien trainieren und die körperliche Ausdauer verbessern.

Dieses Grundprogramm genügt zum Teil schon, um im Lauf der

Zeit den niedrigen Blutdruck so weit anzuheben und zu stabilisieren, daß keine Beschwerden mehr auftreten und sowohl die Leistungsfähigkeit als auch der Antrieb und das persönliche Wohlgefühl verbessert werden. Dabei kommt es nicht darauf an, einen Blutdruck zu erreichen, der dem Normwert entspricht (das wäre gerade bei anlagebedingtem niedrigem Blutdruck ohnehin kaum möglich), sondern den individuell richtigen Wert zu stabilisieren. Darüber hinaus kann man durch abhärtende physikalische Maßnahmen für höhere Blutdruckwerte sorgen. Dazu eignen sich hauptsächlich verschiedene Wasseranwendungen und Luftbäder.

- Luftbäder: Der Reiz der frischen Luft auf die Gefäßregulation, die anregende Wirkung auf den Stoffwechsel, die Hormondrüsen und das vegetative Nervensystem bessern niedrigen Blutdruck bald. Zunächst gewöhnt man sich im Sommer im unbeheizten, im Winter im beheizten Raum mit unbekleidetem Körper zweimal täglich mindestens je 15 Minuten lang an den Luftreiz. Dann schaltet man im Winter die Heizung ab und öffnet – wenn man sich an die kälteren Temperaturen gewöhnt hat – zusätzlich das Fenster, im Sommer geht man gleich dazu über, das Fenster zu öffnen. Wenn auch dieser stärkere Reiz gut vertragen wird, geht man zum Luftbad unbekleidet ins Freie. Im Sommer kann es stundenlang dauern, wobei man zwischen Ruhe und Bewegung wechselt, im Winter wird man nur kurz an die kalte Luft gehen und dabei Gymnastik und Sport treiben. Regelmäßige Luftbäder stärken den ganzen Körper und aktivieren zusätzlich die Abwehrfunktionen.

- Bürstenbad: Dieses Bad kann trocken oder im Halbbad durchgeführt werden und regt den Kreislauf durch den mechanischen Reiz auf die Hautgefäße kräftig an. Man benötigt dazu einen groben Schwamm oder eine nicht zu weiche Bürste. Beim trockenen Bürstenbad massiert man mit Bürste oder Schwamm kräftig den ganzen Körper, und zwar stets herzwärts, also von den Füßen aufwärts Richtung Leib und von den Händen zur Brust. Zur Behandlung im Wasser setzt man sich in die mit 34–35 °C warmem Wasser gefüllte Badewanne, das Wasser reicht bis zum Nabel. Die Durchführung entspricht der beim trockenen Bürstenbad, Schwamm oder Bürste werden aber immer wieder mit Wasser angefeuchtet. Die Anwendung sollte einmal täglich, am besten morgens, erfolgen.

- Rosmarinbad: Rosmarin steigert den Blutdruck und sollte regelmäßig zum Halb- oder Vollbad verwendet werden. Es gibt fertige Rosmarinbadezusätze, man kann aber auch Rosmarintee herstellen und ins Badewasser geben, dazu überbrüht man 50 g Rosmarin mit ½ l kochendem Wasser, läßt 10–15 Minuten ziehen, seiht ab und fügt den Tee dann dem Badewasser zu. Die Wassertemperatur soll 35–36 °C betragen (wärmeres Wasser läßt die Gefäße erschlaffen), gebadet wird 10–12 Minuten lang. Rosmarinbäder dürfen nie später als gegen 16 Uhr durchgeführt werden, sonst kann die anregende Wirkung den Schlaf behindern; am besten badet man täglich, nach Besserung jeden 2. Tag morgens.

Außerdem eignen sich auch noch tägliche Wechselduschen, Wechselfußbäder und Wassertreten (s. Seite 67) dazu, den Blutdruck schonend zu erhöhen und zu stabilisieren.

Wenn zusätzlich eine medikamentöse Behandlung erforderlich ist, verwendet man wieder bevorzugt Rosmarin.

Der Tee wird mit 1 Teelöffel Droge auf 1 Tasse kochendes Wasser zubereitet und soll 5–10 Minuten ziehen. In leichten Fällen trinkt man morgens und nachmittags zwischen 15 und 16 Uhr (nie später, sonst kann der Schlaf gestört werden) je 1 Tasse, bei Bedarf morgens auch 2 Tassen. Bequemer und genauer dosierbar sind fertige Arzneimittel mit Rosmarin. Ergänzend kann man Weißdorn in fertiger Zubereitung einnehmen, um die Herzkraft zu stärken.

Die stärker wirkenden Heilpflanzen Adonisröschen und Maiglöck-

chen bleiben fachmännischer Verordnung vorbehalten.

Homöopathische Mittel eignen sich gut zur Langzeittherapie, müssen aber individuell vom Therapeuten verordnet werden. Unter anderem können verschiedene pflanzliche und mineralische Wirkstoffe, Gehirn- und Nebennierenrindenextrakte in homöopathischer Zubereitung eingenommen werden.

Der niedrige Blutdruck muß also »nicht das ganze Leben überschatten«, sondern kann durch aktive Selbsthilfe und ganzheitliche Therapie zumindest deutlich und dauerhaft gebessert, wenn auch nicht unbedingt völlig normalisiert werden. Fragen sollte man sich als Betroffener aber auch, ob nicht das Seelenleben mit dem niedrigen Blutdruck verdrängte Erfahrungen, Probleme und Konflikte zum Ausdruck bringen will, die verarbeitet werden müssen. Gelingt das nicht durch eigene Einsicht und Lernprozesse, kann eine Psychotherapie notwendig werden.

Hoher Blutdruck – eine oft verkannte Gefahr

Hoher Blutdruck verläuft lange schleichend ohne stärkere Beschwerden. Deshalb wird die frühzeitige Therapie oft versäumt, und es können schon ernstere Schäden am Herzen und den Gefäßen entstehen, die kaum noch rückgängig zu machen sind. Deshalb sollte man die Frühwarnzeichen bald vom Therapeuten klären und behandeln lassen. Auch dazu ist wieder aktive Mitarbeit des Patienten erforderlich.

Wichtige Risikofaktoren des Bluthochdrucks

Die anthroposophische Medizin sieht als Grundursache des hohen Blutdrucks ein zu starkes Eingreifen des Astralleibes, der vom Ich her nicht oder nicht mehr ausreichend beherrscht werden kann, in das arterielle System. Von dieser Vorstellung leitet sie zum Beispiel die Erklärung für die Tatsache ab, daß Bluthochdruck die Nieren schädigt. Sie gelten als typische Organe des Astralleibes. Damit erklärt sie auch die blutdrucksteigernde Wirkung von Kochsalz, das dem Astralleib einen größeren Angriffspunkt bietet, so daß er sich stärker mit dem arteriellen Gefäßsystem verbinden kann. Außerdem läßt sich daraus ableiten, weshalb die heutigen, durch Streß, Hektik, Reizüberflutung und Genußmittelmißbrauch gekennzeichneten Lebensbedingungen den Bluthochdruck begünstigen: Sie sprechen den Astralleib stärker an. Die wesentliche Aufgabe der Therapie muß aus dieser Sicht darin bestehen, das Mißverhältnis zwischen Ich und Astralleib durch Stärkung des Ichs auszugleichen und ein neues Gleichgewicht herzustellen. Die üblichen Antihypertonika, die den Blutdruck teils sehr massiv senken, stellen einen oft unvertretbaren Eingriff dar, der ohne Beseitigung der Ursachen die Erfüllung der Lebensaufgabe eines Menschen stören kann. Deshalb soll die Therapie – ausgenommen bei gefährlichen hohen Blutdruckwerten, die rasch abgesenkt werden müssen – schon mit ganzheitlich-biologischen Heilverfahren durchgeführt werden.

Abgesehen von diesen nicht allgemein anerkannten Grundüberlegungen der Anthroposophie, die ein umfassenderes Verständnis des hohen Blutdrucks ermöglichen, entsprechen die wichtigsten Risikofaktoren weitgehend denen der Arterienverkalkung. Deshalb treten diese beiden Krankheiten oft gemeinsam auf und verschlimmern sich gegenseitig.

Eine Ernährungsweise , die zu viel tierische Fette, Eiweiße und denaturierte Kohlenhydrate enthält, erhöht den Blutdruck zwar nicht direkt, führt aber zur Arterienverkalkung. Die verhärteten, verengten Arterien setzen dem Blut mehr Widerstand entgegen, der Blutdruck erhöht sich also. Für diese Ernährungsfehler gilt, was bei der Arterienverkalkung (s. Seite 59) ausgeführt wurde, auf die Zusammenhänge muß nicht nochmals eingegangen werden.

Unmittelbar blutdrucksteigernd wirkt dagegen das Kochsalz, das zu viel Wasser im Körper zurückhält. In einer Tagesdosis von 2–3 g, die man durch den natürlichen Kochsalzgehalt der Nahrungsmittel zuführt, ist Kochsalz als Vitalstoff mit für den Wasserhaushalt, die Produktion von Magensäure, Nerven-Muskel-Erregbarkeit und verschiedene Stoffwechselprozesse notwendig. Die heute übliche Kost enthält aber durchschnittlich 12–15 g (und noch mehr) Kochsalz, das zum übertriebenen Würzen der Nahrung verwendet wird. Zwar kann der Körper wahrscheinlich 5–6 g Salz am Tag noch problemlos verkraften, aber die üblichen Mengen wirken mit Sicherheit gesundheitsschädlich.

Bluthochdruck ist eine der Folgen des Kochsalzmißbrauchs. Hinzu kommen Schäden an den Nieren, die den Kochsalzüberschuß wieder ausscheiden müssen. Aus der Nierenschädigung kann sich ein nierenbedingter Bluthochdruck entwickeln. Ferner diskutiert man auch noch, ob rheumatische Krankheiten mit dem Kochsalzmißbrauch zusammenhängen.

Kochsalzarme Ernährung ist notwendig, wenn man zu hohem Blutdruck vorbeugen und schon bestehenden Bluthochdruck behandeln will. Sie muß nicht fad schmecken, wenn man sie mit Kräutern würzt.

Bei der Nahrung muß auch daran gedacht werden, daß verschiedene Umweltgifte, vor allem Blei und Kadmium, mit zum Bluthochdruck beitragen können. Deshalb bevorzugt man Lebensmittel aus biologischem Anbau. Ganz frei von den allgegenwärtigen Schadstoffen können sie zwar nicht mehr sein, aber sie enthalten wenigstens weniger solcher Rückstände.

Schließlich sind noch die Genußmittel als mögliche Ursachen von Bluthochdruck zu nennen. Zucker und andere denaturierte Kohlenhydrate begünstigen Arterienverkalkung und damit indirekt Bluthochdruck. Durch Alkohol und Koffein kann sich der Bluthochdruck unmittelbar erhöhen; Koffein steigert außerdem die Blutfettwerte als weitere Risiken für das Herz-Gefäß-System. Wenn man auf die beiden Genußmittel nicht ganz verzichten will, schränkt man wenigstens den Konsum stark ein. Nikotin gehört zwar nicht zur Ernährung, im Zusammenhang mit den Genußmitteln sei aber noch darauf hingewiesen, daß es als Gefäßgift den Blutdruck durch krampfartige Verengung der Arterien erheblich steigern kann. Hinzu kommt der Gehalt des Rauchs an Kohlenmonoxid und Kadmium, die ebenfalls zur Blutdrucksteigerung beitragen. Auf Rauchen muß also strikt verzichtet werden, es gibt keine mit Sicherheit ungefährliche Dosis.

Der verbreitete Mangel an regelmäßiger Bewegung bedeutet ein allgemeines Risiko für das Herz-Gefäß-System und trägt auch mit zum hohen Blutdruck bei. Die Zusammenhänge sind noch nicht zufriedenstellend aufgeklärt; es steht auch noch nicht fest, ob zu wenig Bewegung unmittelbar oder nur indirekt am Bluthochdruck beteiligt ist. Jedenfalls erhöht eine bewegungsarme Lebensweise das Risiko der Arterienverkalkung, die den Hochdruck begünstigt. Umgekehrt ergaben Untersuchungen bei Menschen, die regelmäßig

Sport treiben, eine deutliche Abnahme erhöhter Blutdruck- und Blutfettwerte, verbesserte Leistungsfähigkeit des Herzens und erhöhte Sauerstoff-Transportkapazität des Bluts. Es lohnt sich also, vorbeugend oder zur Grundbehandlung von Bluthochdruck regelmäßig ein Bewegungsprogramm zu absolvieren, das fordern soll, aber nicht überfordern darf.

Jede Art von Streß, Hektik und Reizüberflutung, an denen unser Leben heute so reich ist, erzeugt körperliche Reaktionen. Dazu gehört auch, daß sich die Arterien verengen, der Blutdruck ansteigt und sich der Herzschlag beschleunigt. Außerdem erhöhen sich die Blutfettwerte um bis zu 40%.

Alle diese Vorgänge bleiben ohne Folgen, wenn der Streß rasch überwunden wird und die vorübergehenden körperlichen Veränderungen sich vollständig zurückbilden können. Aber gerade das ist heute oft nicht möglich. Zwar sind wir nur selten akut lebensbedrohlichem, dafür aber anhaltendem mittlerem Streß ausgesetzt, angefangen bei ungelösten privaten Konflikten über berufliche Belastungen bis hin zu Dauerlärm und Reizüberflutung, vor allem in der Großstadt. Deshalb kann sich der Blutdruck nicht mehr normalisieren, sondern bleibt dauernd erhöht. Das trifft natürlich besonders dann zu, wenn auch noch andere Risikofaktoren vorliegen.

Streß muß aber nicht gesundheitsschädlich sein. Man kann lernen, ihn richtig zu bewältigen, zum Teil auch vermeiden. Das bietet einigen Schutz vor dauernder Blutdrucksteigerung. Das notwendige Anti-Streß-Training wurde schon beschrieben (s. Seite 58).

Wie empfindlich der Blutdruck auf die geringsten seelisch-nervösen Belastungen reagiert, erkennt man schon daran, daß er bei der Messung in der Praxis oft um 10–40 mm Hg höher als normal liegt. Die Aufregungen, Ängste und Erwartungen, die mit einer Konsultation verbunden sind, können also Bluthochdruck vortäuschen. Um Fehldiagnosen und -behandlungen zu vermeiden, sollte der Blutdruck deshalb immer mehrmals – möglichst zu unterschiedlichen Zeiten – und vielleicht auch noch vom Patienten selbst zu Hause in der vertrauten Umgebung kontrolliert werden.

Natürlich können sich auch alle anderen Ängste, Spannungen, Konflikte und ähnliche seelische Vorgänge über das vegetative Nervensystem und die Hormondrüsen blutdrucksteigernd auswirken. Bestehen sie längere Zeit, entwickelt sich daraus oft dauernder Bluthochdruck.

Die psychosomatische Medizin, die Zusammenhänge zwischen Körper und Seelenleben erforscht, fand heraus, daß Menschen, die unter Bluthochdruck leiden, ständig unter innerer Hochspannung stehen. Das liegt oft an ihrem Pflichteifer, der Gewissenhaftigkeit und dem hohen Leistungsanspruch, den sie an sich selbst stellen und der nie völlig befriedigt werden kann. Damit und durch Unterdrückung ihrer natürlichen Aggressionen versuchen sie, sich die Anerkennung ihrer Mitmenschen zu verdienen. Das gelingt teilweise auch, aber um den Preis einer hohen Gesundheitsgefährdung.

Die Ursachen dieser seelischen Einstellungen sind – wie bei niedrigem Blutdruck – häufig schon in der frühesten Kindheit zu suchen, vor allem in einer leistungsbetonten Erziehung, die Liebe nur dann gab, wenn das Kind nach den Vorstellungen der Eltern »funktionierte«. Diese Erfahrung ist sehr schmerzhaft und wird rasch verdrängt, wirkt aber unbewußt auch beim Erwachsenen fort.

Menschen mit hohem Blutdruck sind nicht allein wegen ihres hohen Blutdrucks, sondern auch wegen ihrer Einstellung zur Aggressivität und Leistung stark infarktgefährdet. Überdies neigen sie wegen der inneren Hochspannung auch noch zum Alkohol-, Nikotinmißbrauch und zu falscher Ernährung, mit der sie symbolisch den Frust des täglichen Lebens zu schlucken versuchen. Diese Verhaltensfehler kommen als weitere Risikofaktoren für das Herz-Gefäß-System zum Bluthochdruck hinzu.

Bluthochdruck als Folge anderer Erkrankungen

Rund 80% aller Bluthochdruckkranken leiden unter einer primären (essentiellen) Blutdruckerhöhung, das heißt, die Ursache für den hohen Blutdruck kann nicht ermittelt werden. Man nimmt dann ungünstige Erbanlagen als Grundursache an, die durch die beschriebenen Risikofaktoren verstärkt werden.

In den übrigen 20% der Fälle handelt es sich um eine sekundäre Blutdruckerhöhung, der Hochdruck tritt also als Symptom einer anderen Erkrankung auf. Dazu gehören vor allem die folgenden Krankheiten:

- Arterienverkalkung mit Verengung und Verhärtung der Gefäße, die sich aber auch erst infolge einer Gefäßschädigung durch den Hochdruck entwickeln und verschlimmern kann,
- chronische Nierenentzündung, Schrumpf-, Zystenniere und andere Nierenschäden, die bei 14% aller Bluthochdruckkranken vorliegen; allerdings können auch Nierenschäden erst als Komplikation des Bluthochdrucks entstehen,
- Herzschwäche mit erhöhtem Herzschlag, Verengung der Hauptschlagader oder Schließunfähigkeit der Aortenklappe durch Entzündungen,
- Erkrankungen des zentralen Nervensystems, vor allem Verkalkung der Gehirnarterien, Hirn-, Hirnhautentzündungen, Hirntumoren und Verletzungen des Stammhirns, ferner Kinderlähmung oder Entzündungen am Rückenmark und an der Wirbelsäule,

- hormonelle Einflüsse, die hauptsächlich in den Wechseljahren, aber auch in der Pubertät Bluthochdruck hervorrufen; seltener bestehen Erkrankungen der Hirnanhangdrüse, Schilddrüse, Bauchspeicheldrüse oder Nebennieren,
- fieberhafte Infektionskrankheiten, wobei die Blutdruckerhöhung allein durch das Fieber, aber auch durch Giftstoffe, die von den Erregern abgesondert werden, entstehen kann und
- chronische Krankheitsherde im Körper, hauptsächlich an den Zahnwurzeln, Mandeln, Nebenhöhlen und in der Gallenblase, die selbst kaum Beschwerden verursachen, aber die Gefäßregulation über das vegetative Nervensystem stören und ständig Giftstoffe streuen.

In allen diesen Fällen nützt es wenig, nur den Hochdruck zu behandeln. Erst wenn die Grundkrankheit ausgeheilt wurde, kann sich auch der Blutdruck wieder normalisieren.

Symptome, Verlauf und Folgekrankheiten des Bluthochdrucks

Der Bluthochdruck verläuft schleichend und verursacht längere Zeit keine nennenswerten Beschwerden. Viele Patienten fühlen sich sogar besonders wohl, aktiv und vital. Wenn die ersten stärkeren Symptome auftreten, die endlich eine Untersuchung veranlassen, können bereits Herz- und Gefäßschäden bestehen, die nicht

mehr vollständig zu beseitigen sind. Auch werden die Aussichten, den Bluthochdruck zu heilen, immer ungünstiger. Deshalb sollte spätestens ab der Lebensmitte, wenn der Bluthochdruck gehäuft auftritt, regelmäßig der Blutdruck kontrolliert werden, vor allem vom Patienten selbst zu Hause.

Bei folgenden uncharakteristischen Warnzeichen muß an Bluthochdruck gedacht werden:
- gelegentlicher Kopfdruck oder anfallsweise Kopfschmerzen, die oft von Schwindel, Ohrensausen und Flimmern vor den Augen begleitet werden; die letztgenannten Symptome können auch ohne Kopfschmerzen bestehen,
- Abgespanntheit, Müdigkeit, Leistungsschwäche, Nervosität, Gereiztheit und Schlafstörungen, vor allem verzögertes Einschlafen und zu frühes Aufwachen, wodurch die Müdigkeit verschlimmert wird,
- anfallsweise auftretendes oder längeres Druck- und Engegefühl in der Herzgegend, oft auch spürbares Herzklopfen und
- Atemnot, vor allem bei körperlichen Anstrengungen oder seelisch-nervösen Belastungen.

Diese Beschwerden können auch auf andere Krankheiten hinweisen, Klarheit bringt nur die baldige Blutdruckkontrolle. Der ideale Blutdruck für Erwachsene beträgt systolisch 120 mm Hg und diastolisch 80 mm Hg. Individuelle Abweichungen von dieser Norm sind innerhalb bestimmter Grenzen unbedenklich. Nach unten können Werte bis 100/70 mm Hg, nach oben 140–145/85–90 toleriert werden; vor allem mit zunehmendem Alter erhöht sich der Blutdruck ohne krankhafte Ursache mäßig, weil die Elastizität der Arterien nachläßt.

Der Risikobereich des Bluthochdrucks beginnt etwa zwischen 140–145/85–90 mm Hg. Risiko- oder Grenzbereich bedeutet, daß der erhöhte Blutdruck eine drohende Gesundheitsgefährdung darstellt. Im allgemeinen ist zwar deshalb noch keine medikamentöse Behandlung erforderlich. Man sollte aber falsche Ernährungs- und Lebensgewohnheiten verändern, damit es zu keiner weiteren Erhöhung kommt, und den Blutdruck von nun an häufiger kontrollieren, damit er, falls es notwendig wird, sofort behandelt werden kann. Wenn neben dem leicht erhöhten Blutdruck noch weitere Risikofaktoren (zum Beispiel Arterienverkalkung oder hohe Blutfettwerte) vorliegen, kann auch im Grenzbereich bereits eine Therapie erforderlich werden.

Ein behandlungsbedürftiger Bluthochdruck besteht immer, wenn die Werte 160–165/90–95 mm Hg überschreiten. Lediglich bei Menschen über 65 Jahren können auch solche Werte im Einzelfall noch toleriert werden; das vermag aber nur der Fachmann zu beurteilen.

Neben dem systolischen und diastolischen Meßwert kann auch noch der Unterschied zwischen den beiden Werten (Blutdruckamplitude) von diagnostischer Bedeutung sein. Sie liegt normalerweise bei etwa 40 mm Hg (120 mm Hg systolisch minus 80 mm Hg diastolisch). Eine zu weite Amplitude besteht oft bei Verkalkung der Aorta und anderer großer Arterien oder bei abnorm weitgestellten Kapillaren, während eine zu kleine Amplitude auf Verengung der Kapillaren und Herzschwäche hindeuten kann. Die Beurteilung der Amplitude ist nur dem Fachmann möglich. Unbehandelt besteht der primäre Bluthochdruck lebenslang fort, verschlimmert sich im Lauf der Zeit oft und führt schon bald zu ernsten Komplikationen. Im Vordergrund stehen dabei Schäden an den Arterien, die Arterienverkalkung begünstigen oder verschlimmern, und der Herzinfarkt. Außerdem gilt Bluthochdruck als ein wichtiger Risikofaktor des Schlaganfalls und kann die Nieren chronisch schädigen, so daß sie schließlich irgendwann möglicherweise versagen.

Beim nierenbedingten Hochdruck stehen Nierenleiden als Ursachen am Anfang des Bluthochdruckes, werden also nicht erst dadurch hervorgerufen.

Die Komplikationen des nicht oder ungenügend behandelten Bluthochdrucks sind so schwerwiegend, daß jeder 4. Bundesbürger letztlich an den Folgen der Blutdruckerhöhung stirbt. Durch rechtzeitige, notfalls lebenslange Therapie lassen sich wenigstens die schwersten Komplikationen meist verhüten.

Behandlung des Bluthochdrucks

Wegen seiner Risiken muß der hohe Blutdruck immer nach Anweisung des Therapeuten behandelt und von ihm ständig überwacht werden. Trotzdem ist die aktive Mitarbeit des Patienten dabei unentbehrlich, denn gegen riskante Ernährungs- und Lebensgewohnheiten helfen keine bequemen Pillen! Statt dessen ist es notwendig, das eigene Fehlverhalten durch Einsicht und aktive Arbeit an sich selbst zu korrigieren.

Die Schulmedizin behandelt hohen Blutdruck oft durch massiv blutdrucksenkende Arzneimittel. Das kann bei hohen Blutdruckwerten anfangs notwendig sein. Zur Langzeittherapie eignen sie sich wegen ihrer zahlreichen Nebenwirkungen weniger, dafür sollte man andere Arzneimittel bevorzugen.

Zu den am häufigsten verordneten chemischen Antihypertonika gehören die Betarezeptorenblocker. Sie hemmen auf chemischem Wege die Reizübertragung an bestimmten »Empfängern« (Rezeptoren) im Körper; dadurch wird der Blutdruck gesenkt und der Herzschlag verlangsamt, Angina pectoris und Herzrhythmusstörungen werden günstig beeinflußt – also wird auch das hochdruckgeschädigte Herz geschützt.

Oft werden auch entwässernde Medikamente verordnet, die ebenfalls den Blutdruck senken, das Herz entlasten und Kochsalz aus dem Körper schwemmen. Zum Teil verwendet man sie kombiniert mit Betablockern. Schließlich setzt man mittlerweile auch Kalzium-Gegenspieler (Antagonisten) häufiger ein.

Auf die zahlreichen Nebenwirkungen der verschiedenen Mittel muß hier nicht weiter eingegangen werden, sie sind auf dem Beipackzettel des Medikaments vermerkt. Unter Umständen wiegen die Nebenwirkungen schwerer als die eigentliche Krankheit.

Der biologisch orientierte Therapeut versucht nicht, den Bluthochdruck rasch und massiv zu senken, sondern die Selbstregulationsmechanismen des Körpers anzuregen, damit der Blutdruck sich allmählich auf natürliche Weise wieder normalisiert. Dazu eignen sich vor allem homöopathische sowie pflanzliche Arzneimittel.

Die Homöopathie kennt über 90 verschiedene Einzelmittel bei Bluthochdruck, zum Beispiel Arnica, Aurum metallicum (Gold), Barium carbonicum (Bariumcarbonat), Plumbum (Blei), Rauwolfia (Schlangenwurzel) oder Viscum album (Mistel). Sie erlauben eine »maßgeschneiderte« Therapie, die nur der erfahrene Homöopath verordnen kann.

Die Pflanzenheilkunde schätzt bei Bluthochdruck zwei Drogen besonders: Rauwolfia und Mistel. Mistelpräparate wirken am besten, wenn sie eingespritzt werden, bei leichterem Hochdruck genügt aber auch die Einnahme. Rauwolfia wird zum Teil auch von der Schulmedizin verwendet, wegen ihrer möglichen Nebenwirkungen ist sie aber rezeptpflichtig.

Neuerdings verabreicht man bei leichtem bis mittelschwerem Bluthochdruck auch vermehrt Knoblauch. Er senkt nicht nur den hohen Blutdruck, sondern wirkt auch der Arterienverkalkung und hohen Blutfettwerten entgegen. Wegen der genaueren Dosierbarkeit zieht man fertige Knoblauchspezialitäten vor, zusätzlich kann er als Gewürz verwendet werden. Weniger bekannt sind Medikamente aus den Blättern des Ölbaums. Sie erweitern die Arterien und senken damit den Blutdruck, außerdem wirken sie der Arterienverkalkung entgegen.

Zu guter Letzt sei noch der Weißdorn genannt, der die Blutgefäße entspannt und vor allem den bei Bluthochdruck chronisch überforderten Herzmuskel schützt und stärkt.

Dem Therapeuten stehen noch verschiedene andere biologische Heilverfahren bei Bluthochdruck zur Verfügung, die – je nach Einzelfall – verordnet werden. Gut bewährt haben sich unter anderem noch Aderlaß, Blutegel, Schröpfen, Eigenblutbehandlung und die Sanierung von Krankheitsherden. Bestehen tiefgreifendere seelische Störungen, kann eine fachmännische Psychotherapie notwendig werden.

Beim symptomatischen Bluthochdruck als Folge anderer Krankheiten werden in erster Linie diese Ursachen behandelt. Daneben kann es zusätzlich notwendig sein, den Bluthochdruck medikamentös zu senken, was in solchen Fällen aber nur symptomatisch wirkt. Sobald das Grundleiden geheilt wurde, normalisiert sich meist der Blutdruck von selbst.

Die Selbstbehandlung bei Bluthochdruck entspricht teilweise der bei Arterienverkalkung. Sie soll mit dem Therapeuten abgesprochen werden, denn nicht alles, was man selbst durchführen könnte, ist immer erlaubt. Die notwendige Grundbehandlung besteht aus Diät, ausreichend Bewegung, Entspannungsübungen und natürlich auch in dem Verzicht auf Genußmittel.

– Diät bei Bluthochdruck: Die Ernährung des Hochdruckkranken sollte am besten vegetarisch orientiert, allenfalls 2–3mal wöchentlich mäßig Fleischwaren enthalten. Der Fettkonsum wird stark eingeschränkt, bevorzugt verwendet man mäßig pflanzliche Fette, deren hochungesättigte Fettsäuren die Gefäße schützen. Unerläßlich ist die Einschränkung oder der Verzicht auf Kochsalz, statt dessen verwendet man Kräuter zum Würzen. Genügend lebensnotwendiges Salz erhält man allein schon durch den Salzgehalt der Nahrungsmittel. Eier sollen wegen ihres hohen Cholesteringehalts vermieden werden.

Es kann aber auch notwendig werden, die Flüssigkeitszufuhr

einzuschränken, insbesondere wenn Herzschäden bestehen. Dieser Maßnahme muß der Therapeut zustimmen.

Zwischendurch sind regelmäßige Saft- und Obstfastentage sowie Apfel-, Reis- oder Kartoffelkuren angezeigt. Sie entlasten das Herz-Kreislauf-System und schwemmen Salz, Stoffwechselprodukte und Wasseransammlungen aus dem Körper. Solche Kuren stimmt man aber mit dem Fachmann ab, denn sie sind nicht immer erlaubt.

– Bewegungsprogramm: Hier gilt wieder die Empfehlung, täglich zweimal 5–10 Minuten Gymnastik und wöchentlich mindestens dreimal je 10 Minuten Ausdauersport an der frischen Luft zu treiben. Auf diese Weise wird das Herz gekräftigt, das Gefäßsystem trainiert, der Blutdruck schonend gesenkt und hohen Blutfetten vorgebeugt. Außerdem trägt die Bewegung mit zur Harmonisierung des vegetativen Nervensystems und Seelenlebens bei, hilft Übergewicht zu vermeiden oder wieder abzubauen.

– Entspannungstraining: Täglich mindestens einmal, besser morgens und abends, führt man Entspannungsübungen durch. Sie beruhigen allgemein, entkrampfen die Gefäße, harmonisieren die Herz-Kreislauf-Funktionen und das Nervensystem und helfen, Streß besser zu bewältigen. Gut eignet sich zum Üben das autogene Training,

aber auch Yoga, transzendentale Meditation und andere Entspannungs- und Meditationsübungen kommen in Frage. Erlernt werden die Techniken stets unter fachmännischer Anleitung im Einzel- oder Gruppenkurs. Das Training soll lebenslang durchgeführt werden, das schützt vor Herz-Gefäß-Krankheiten, bei denen seelisch-nervöse Einflüsse oft eine Rolle spielen.

– Genußmittelverzicht: Strenger Verzicht auf Nikotin bildet eine unverzichtbare Voraussetzung, um Bluthochdruck erfolgreich zu behandeln. Wer es nicht schafft, vom Rauchen loszukommen, darf trotz bester Therapie keine ausreichende Wirkung erwarten und muß auch mit häufigeren Komplikationen rechnen. Alkoholika und Kaffee können bei guter Verträglichkeit mit Zustimmung des Therapeuten sehr mäßig (möglichst nicht jeden Tag) erlaubt sein, besser verzichtet man aber darauf.
Für Zucker und andere denaturierte Kohlenhydrate gilt, daß sie wegen ihrer indirekten Gefahren möglichst gemieden werden sollen, allenfalls gelegentlich aus besonderem Anlaß kann man sie einmal maßvoll genießen.

Wasseranwendungen entspannen die Blutgefäße und senken dadurch den Blutdruck. Aber sie werden nicht von allen Patienten gut vertragen. Deshalb ist vorher

Rücksprache mit dem Fachmann notwendig. Im allgemeinen können folgende Wasseranwendungen unbedenklich 1- bis 3mal täglich durchgeführt werden.

– ansteigende Fußbäder: Die Wanne wird so weit mit 36 °C warmem Wasser gefüllt, daß es bis über die Wadenmitte reicht. In den ersten zehn Minuten läßt man langsam warmes Wasser zulaufen, bis 41 °C erreicht sind, und bleibt noch 5 Minuten darin.

– warme/ansteigende Armbäder: Das Wasser reicht dabei bis kurz unter die Achselhöhlen. Beim warmen Armbad, das 15–20 Minuten dauert, beträgt die Temperatur etwa 39 °C. Ansteigende Bäder beginnen mit 35–36 °C und werden durch warmes Wasser in den ersten zehn Minuten langsam auf 41 °C gesteigert; darin badet man dann nochmals fünf Minuten.

– warme/ansteigende Duschen: Duschen entspannt die Gefäße ähnlich gut wie ein Vollbad, wird aber meist besser vertragen. Warme Duschen führt man fünf Minuten lang mit 38–40 °C warmem Wasser durch. Die ansteigende Dusche beginnt mit 36 °C, und innerhalb von sechs Minuten wird die Temperatur allmählich auf 41–43 °C erhöht; nach zehn Minuten beendet man die Anwendung.

Zum Abschluß sei noch auf Magnesium hingewiesen, das die Gefäße entkrampft, das Herz vor den Komplikationen des Hochdrucks schützt, erhöhten Blutfettwerten, Thrombosen und Embolien vorbeugt. Da der Bedarf durch die Ernährung nicht immer gedeckt wird und sich durch Streß und andere Belastungen deutlich erhöht, kann der Mineralstoff als ergänzendes Arzneimittel verwendet werden. Über geeignete Medikamente und die Dosierung befragt man den Therapeuten. Er wird vielleicht auch Kalzium empfehlen, das nach den bisherigen Erfahrungen vor allem bei älteren Bluthochdruckkranken gut ansprechen kann.

Auch wenn der Hochdruck durch Ganzheitstherapie geheilt wurde, darf man nicht wieder zu den üblichen falschen Ernährungs- und Lebensgewohnheiten zurückkehren. Sonst kann es häufig irgendwann doch wieder zum Bluthochdruck kommen. Die Basistherapie durch Diät, Bewegung, Entspannung und Genußmittelverzicht soll zur Vorsorge lebenslang beibehalten werden. Das schützt nicht nur vor hohem Blutdruck, sondern nützt ganz allgemein der Gesundheit.

So beugt man Herz-Kreislauf-Erkrankungen wirksam vor

Erkrankungen des Herzens und der Gefäße können schicksalhaft auftreten, davor gibt es keinen Schutz. Meist stehen sie aber selbst dann, wenn ungünstige Erbanlagen bestehen, mit falschen Gewohnheiten bei der Ernährung und Lebensführung in Zusammenhang, die bei den einzelnen Krankheiten schon angegeben wurden. Wenn man diese konsequent so früh wie möglich abstellt – besser überhaupt nicht aufkommen läßt –, schützt man Herz und Gefäße so gut wie möglich vor Krankheiten. Das bedeutet nicht, wie viele meinen, eine unzumutbare Beschränkung der Lebensgestaltung, sondern hebt im Gegenteil die Lebensqualität.

Die folgenden Maßnahmen genügen zur Herz-Kreislauf-Vorsorge:

- vollwertige, kalorienknappe und fettarme Ernährung mit nicht zu viel tierischen Nahrungsmitteln, mäßig, aber ausreichend Eiweiß und viel pflanzlichen, teilweise als Rohkost verzehrten Lebensmitteln,
- tägliche Gymnastik zweimal zehn Minuten und dreimal wöchentlich je 30 Minuten Sport im Freien, außerdem viel Bewegung an der frischen Luft bei jeder passenden Gelegenheit,
- maßvoller Konsum von Alkohol, Koffein und anderen Genußmitteln und strikter Verzicht auf das Rauchen,
- regelmäßiges Entspannungstraining 1–2mal täglich, ergänzt durch sinnvolle Freizeit- und Urlaubsgestaltung ohne Hektik,
- Abbau von unnötigen Streßfaktoren und Abhärtung gegen den unvermeidlichen Streß, dessen Folgen durch positive Selbstbeeinflussung bis zu einem gewissen Grad kontrolliert werden können.
- Leben im Einklang mit sich selbst und mit der Mitwelt, was aber nicht bedeuten darf, Konflikte zu unterdrücken.

Genau genommen beginnt die Herz-Kreislauf-Vorsorge schon mit der Geburt. Lassen wir zum Abschluß nun Frau Dr. Gereetzen aus der Ita-Wegmann-Klinik mit ihren nachdenklich stimmenden Überlegungen zu Wort kommen: »Es ist sehr interessant, daß sich das Kind, wenn es auf die Welt kommt, sicher in Angst verlieren würde, wenn ihm nicht liebende Hände begegneten. Und wir können beobachten, daß sich das getröstete Kind in seinem Atemrhythmus und seinem Puls anders verhält wie ein schreiendes Kind. Das geht sogar dahin, daß bestimmte Streßhormone ausgeschüttet oder eben nicht ausgeschüttet werden und sich so bis ins Stoffliche hinein ein Rhythmus einstellt, bei dem das Kind sich in seinem Leib wohlfühlen lernt. Und wir haben dadurch die Hoffnung, daß die Kinder, wenn sie dann in dieser Weise geborgen aufwachsen können, auch Metamorphosen durchmachen, die sie später für ihre Arbeit begeistert sein lassen können, wirklich mit ihrer Umwelt in ein harmonisches, rhythmisches Verhältnis eintreten zu können, um sich auf unbewußte Weise die beste Herzkrankheitsprophylaxe zuzuziehen.«

Anhang

Literaturhinweise

Husemann-Wolff: Das Bild des Menschen als Grundlage der Heilkunst, Band 1, 2 und 3, Stuttgart, 1984

Lehrs: Mensch und Materie, Frankfurt, 3. Aufl. 1987

Schriftenreihe Soziale Hygiene, Verein Erweitertes Heilwesen, Bad Liebenzell/Unterlengenhardt, 1989:
Bavastro: Risikoorgan Herz
Wolff: Die Leber – Organ der Lebenskraft
Wolff: Das Räsel der Allergie

Wolff: Anthroposophisch orientierte Medizin und ihre Heilmittel, 5. Auflage, Stuttgart, 1989

Wolff: Die naturgemäße Hausapotheke 2. Auflage, Stuttgart, 1988

Adressen

Gesellschaft anthroposophischer Ärzte
Trossinger Straße 53
Postfach 750221
7000 Stuttgart 75
Tel. 07 11 / 47 15 01

Verein für erweitertes Heilwesen
Johann-Kopler-Straße 56
7263 Bad Liebenzell 3
Tel. 0 70 52 / 20 34 und 25 67

Ita-Wegmann-Klinik
CH-4144 Arlesheim
Tel. 00 41 / 61 71 71 11

Register

Halbfette Seitenzahlen verweisen auf eine ausführliche Erläuterung des Begriffs.

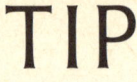
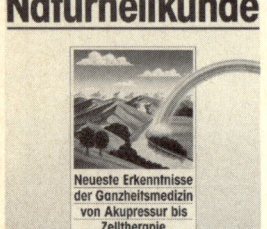
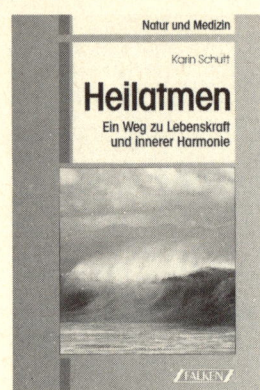
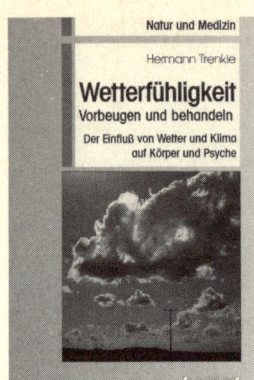
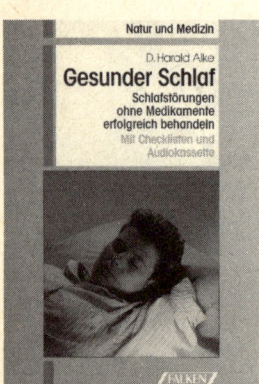
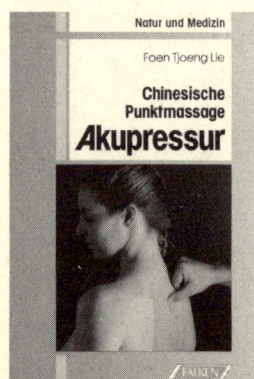
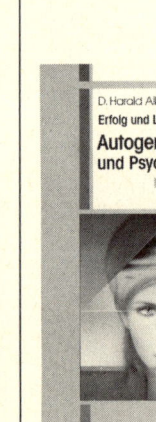
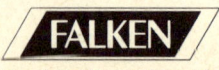

NÜTZLICHE RATGEBER

EINE AUSWAHL

Essen und Trinken

Meine feine Bürgerliche Küche
(4411-1) Von E. Falout, 160 S., 119 Farbfotos, Pappband. ●●●

Essen in Hessen
Spezialitäten zwischen Schwalm und Odenwald. (0837-X) Von R. Witt, 120 S., 10 s/w-Zeichnungen, Pappband. ●●

Kochen für 1 Person
Rationell wirtschaften, abwechslungsreich und schmackhaft zubereiten. (0586-5) Von M. Nicolin, 104 S., 8 Farbtafeln, 23 Zeichnungen, kart. ●

Schnell und individuell
Die raffinierte Single-Küche
(4266-3) Von F. Faist, 160 S., 151 Farbfotos, Pappband. ●●●

Für Kenner und Genießer **Lamm**
(1090-7) Von H. Imhof, 64 S., 50 Farbfotos, Pappband. ●

Frischer Fang aus Fluß und Meer **Fisch**
(0964-X) Von L. Grieser, 64 S., 69 Farbfotos, Pappband. ●

Edler Kern in harter Schale **Meeresfrüchte**
(0886-4) Von L. Grieser, 48 S., 52 Farbfotos, Pappband. ●

Gaumenfreuden Tag für Tag
Pfannengerichte
(1007-9) Von S. Fabke, 64 S., 54 Farbfotos, Pappband. ●

Von Tatar und falschen Hasen **Hackfleisch**
(0866-X) Von A. und G. Eckert, 64 S., 42 Farbfotos, Pappband. ●

Aus eigener Küche **Gute Wurst**
(0948-8) Von J. Bessel, G. Quaas, 80 S., 8 Farbtafeln, kart. ●

Aus lauter Lust und Liebe **Knoblauch**
(0867-8) Von L. Reinirkens, 64 S., 45 Farbfotos, Pappband. ●

Kochen und würzen mit **Knoblauch**
(0725-6) Von A. und G. Eckert, 96 S., 8 Farbtafeln, kart. ●

Kochen und würzen mit **Paprika**
(0792-2) Von A. und G. Eckert, 88 S., 8 Farbtafeln, kart. ●

Bintje, Irmgard und Sieglinde
Kartoffeln
(1032-X) Von S. Fabke, 64 S., 43 Farb- und 1 s/w-Foto, Pappband. ●

Nudelgerichte
– lecker, locker, leicht zu kochen. (0466-4) Von C. Stephan, 80 S., 8 Farbtafeln, kart. ●

Pasta in Höchstform **Nudeln**
(0884-8) Von M. Kirsch, 64 S., 62 Farbfotos, Pappband. ●

Kräftig klar und cremig zart **Feine Suppen**
(1031-1) Von H. Imhof, 64 S., 48 Farbfotos, Pappband. ●

Herzhaftes für Leib und Seele **Eintöpfe**
(0820-1) Von P. Klein, 48 S., 30 Farbfotos, Pappband. ●

Spezialitäten unter knuspriger Decke
Aufläufe
(0882-1) Von C. Adam, 48 S., 33 Farbfotos, Pappband. ●

In Hülle und Fülle **Pasteten und Terrinen**
(0883-X) Von M. Kirsch, 48 S., 62 Farbfotos, Pappband. ●

Die Krönung der feinen Küche **Saucen**
(0817-1) Von G. Cavestri, 48 S., 40 Farbfotos, Pappband. ●

Schlank und köstlich **Spargel**
(1005-2) Von M. Kirsch, 64 S., 44 Farbfotos, Pappband. ●

Von Aubergine bis Zucchini **Gemüse**
(1061-3) Von H. Cohrs, 64 S., 39 Farbfotos, Pappband. ●

Statt Breakfast und Lunch **Brunch**
(1033-8) Von C. Adam, 64 S., 49 Farbfotos, Pappband. ●

Kochen in höchster Vollendung
Aus vier Elementen ist alles zusammengefügt (Theophrast). (4291-4) Von M. Wissing, M. Kirsch, 160 S., 230 Farbfotos, Leinen geprägt mit Schutzumschlag, im Schuber, DM 98,–, S 784.–, Fr 94,10

Mit Lust und Liebe
Kochen mit den Meistern
(4445-3) 176 S., 132 Farbfotos, 50 Graffiti, Pappband ●●●●

Zaubern an der schnellen Welle
Die neue Mikrowellenküche
(4289-2) Von F. Faist, 208 S., 188 Farbfotos, Pappband. ●●●

Ganz und gar mit Mikrowellen
(4094-6) Von T. Peters, 208 S., 24 Farbfotos, 12 Zeichnungen, kart. ●●●

Schnell auf den Tisch gezaubert
Kochen mit Mikrowellen
(0818-X) Von A. Danner, 64 S., 52 Farbfotos, Pappband. ●

Das neue Mikrowellen-Kochbuch
(0434-6) Von H. Neu, 80 S., 4 Farbtafeln, 16 s/w Zeichnungen, kart. ●

Knusprig braten und backen im
Mikrowellen-Kombigerät
(0996-X) Von T. Peters, 128 S., 108 Farbfotos, kartoniert. ●

Leicht und vitaminreich
Vegetarische Mikrowellenküche
(0995-X) Von F. Faist, 118 S., 103 Farbfotos, kartoniert. ●●

Schnell und individuell
Mikrowellenküche für Singles
(0997-6) Von A. Görgens, 118 S., 103 Farbfotos, kartoniert. ●●

Vom ersten Versuch zum Menü
Mikrowellenküche leicht gemacht
(0994-1) Von T. Peters, 112 S., 100 Farbfotos, kartoniert. ●●

Zart gedünstet, schonend gegart
Fischgerichte aus der Mikrowellenküche
(1092-3) Von A. Ilies, 96 S., 105 Farbfotos, kartoniert. ●●

Köstliches ganz schnell gezaubert
Aufläufe aus der Mikrowellenküche
(1093-1) Von K. Kruse-Schorling, 96 S., 100 Farbfotos, kartoniert. ●●

Natürlich Kochen im
Mikrowellen-Römertopf
(0947-X) Von F. Faist, 96 S., 8 Farbt., kart. ●

Köstliches aus dem Tontopf
(0442-7) Von A. u. G. Eckert, 80 S., 8 Farbtafeln, kart. ●

Das neue Fritieren
geruchlos, schmackhaft und gesund.
(0365-X) Von P. Kühne, 88 S., 8 Farbtafeln, kart. ●

Goldbraun und knusprig
Fritierte Leckerbissen
(0868-6) Von F. Faist, 64 S., 47 Farbfotos, Pappband. ●

Schnell und gut gekocht
Die tollsten Rezepte für den Schnellkochtopf.
(0265-3) Von J. Ley, 96 S., 8 Farbtafeln, kart. ●

Italienische Vorspeisen **Antipasti**
(1006-0) Von S. Reiter-Westphal, 64 S., 47 Farbfotos, Pappband. ●

Pizza, Pasta und die feine italienische Küche
(4270-1) Von R. Rudatis, 120 S., 255 Farbfotos, Pappband. ●●

Schlemmerreise durch die
Italienische Küche
(4172-1) Von V. Pifferi. 160 S., 109 Farbfotos, Pappband. ●●●

Schlemmen wie bei Mamma Maria
Pizzas
(0815-5) Von F. Faist, 64 S., 62 Farbfotos, Pappband. ●

Spaghetti, Tagliatelle + Co.
Pasta all'italiana
(1004-4) Von I. Seyric, 64 S., 57 Farbfotos, Pappband. ●

Pikantes und Süßes mit französischem Charme **Bistro-Küche**
(4428-3) Von V. Müller, 160 S., 130 Farbfotos, Pappband. ●●●

Schlemmerreise durch die
Französische Küche
(4296-5) Von H. Imhof, 160 S., 147 Farbfotos, 3 s/w-Fotos, Pappband. ●●●

Schlemmerreise durch die
Chinesische Küche
(4184-5) Von K. H. Jen, 160 S., 117 Farbfotos, Pappband. ●●●

Verheißungsvoll fernöstlich
Spezialitäten aus dem Wok
(0933-X) Von H. K. Jen, 64 S., 56 Farbfotos, Pappband. ●

Mit Lust und Liebe **Chinesisch Kochen**
(4441-0) Von Ho Fu-Lung, Uli Franz, 176 S., 189 Farbfotos, 29 Zeichnungen, Pappband. ●●●●

Chinesisch kochen
mit dem Wok- und Mongolentopf.
(0557-1) Von C. Korn, 64 S., 8 Farbt., kart. ●

Die hier vorgestellten Bücher, Videokassetten und Software sind in folgende Preisgruppen unterteilt:

● Preisgruppe bis DM 10,–/S 79,–/SFr.10   ●●● Preisgruppe über DM 20,– bis DM 30,–   ●●●● Preisgruppe über DM 30,– bis DM 50,–
●● Preisgruppe über DM 10,– bis DM 20,–   S 161,– bis S 240,–   S 241,– bis S 400,–
S 80,– bis S 160,–   SFr. 20,– bis SFr. 29,–   SFr. 29,– bis SFr. 48,–
SFr. 10,– bis SFr. 20,–   ●●●●● Preisgruppe über DM 50,–/S 401,–/SFr.48,–   *(unverbindliche Preisempfehlung)

Die Preise entsprechen dem Status beim Druck dieses Verzeichnisses (s. Seite 1) – Änderungen, im besonderen der Preise, vorbehalten –

Falken-Verlag GmbH · Postfach 1120   D-6272 Niederhausen/Ts. · Tel.: 0 61 27/70 20

Mehr Freude und Erfolg beim Grillen
(4141-1) Von A. Berliner, 160 S., 147 Farbfotos, 10 farbige Zeichnungen, Pappband.
● ● ●

Köstliches von Rost und Spieß Grillen
(0931-3) Von A. Kalcher-Dähn, H. K. Kalcher, 64 S., 43 Farbfotos, Pappband. ●

Bocuse à la carte
Französisch kochen mit dem Meister.
(4237-X) Von P. Bocuse, 88 S., 218 Farbfotos, Pappband. ●

Französische Küche
(0685-2) Von M. Gutta, 96 S., 16 Farbt., kart.
●

Fondues · Raclettes · Flambiertes
(4081-4) Von R. Peiler und M.-L. Schult, 136 S., 15 Farbtafeln, 28 Zeichnungen, kart.
● ●

Fondues
und fritierte Leckerbissen. (0471-0) Von S. Stein, 96 S., 8 Farbtafeln, kart. ●

Rezepte rund um Raclette und Doppeldecker
(0420-6) Von J. W. Hochscheid, 72 S., 8 Farbtafeln, kart. ●

Schlemmen in geselliger Runde Fleischfondues
(0966-6) Von M. Spötter, 64 S., 62 Farbfotos, Pappband. ●

Fondues und Raclettes
(4253-1) Von F. Faist, 160 S., 125 Farbfotos, Pappband. ● ● ●

Neue, raffinierte Rezepte mit dem Raclette-Grill
(0558-X) Von L. Helger, 72 S., 8 Farbt., kart.
●

Schmelzendes Käsevergnügen Raclette
(0881-3) Von F. Faist, 48 S., 33 Farbfotos, Pappband. ●

Kulinarischer Feuerzauber Flambieren
(4294-9) Von R. Wesseler, 120 S., 100 Farbfotos, Pappband. ● ● ●

Das köstliche knackige Schlemmervergnügen Salate
(4165-9) Von V. Müller, 160 S., 80 Farbfotos, Pappband. ● ● ●

Köstliche Salate zum Verwöhnen
(0222-X) Von C. Schönherr, 96 S., 8 Farbtafeln, 30 Zeichnungen, kart. ●

Frisch und leicht als Hauptgericht Schlemmersalate
(0934-8) Von C. Adam, 64 S., 49 Farbfotos, Pappband. ●

Köstlich frisch auf den Tisch Rohkostsalate
(0865-1) Von C. Adam, 48 S., 26 Farbfotos, Pappband. ●

Raffiniert und gesund würzen Kräuterküche
(0869-4) Von A. Görgens, 48 S.,43 Farbfotos, Pappband. ●

Miekes Kräuter- und Gewürzkochbuch
(0323-4) Von I. Persy, K. Mieke, 88 S., 4 Farbtafeln, kartoniert. ●

Joghurt, Quark, Käse und Butter
Schmackhaftes aus Milch hausgemacht.
(0739-0) Von M. Bustorf-Hirsch, 32 S., 59 Farbabb., Pappband. ●

Gesund und vielseitig Alles mit Joghurt
täglich selbstgemacht, mit vielen Rezepten.
(0382-6) Von G. Volz, 64 S., 8 Farbt., kart. ●

Locker, flockig, leicht…
Müsli & Co
(0965-8) Von C. Adam, 64 S., 42 Farbfotos, Pappband. ●

Bärenstark und kerngesund Vollwertkost für Kinder
(0968-2) Von S. Reiter, 64 S., 44 Farbfotos, Pappband. ●

Gesunde Ernährung für mein Kind
(0776-6) Von M. Bustorf-Hirsch, 112 S., 8 Farbtafeln, 5 s/w-Zeichnungen, kart. ●

Das Getreidemühlenkochbuch
(1017-6) Von M. Bustorf-Hirsch, 112 S., 8 Farbtafeln, kartoniert. ●

Meine Vollkornküche
Herzhaftes von echtem Schrot und Korn
(0858-9) Von S. Walz, 96 S., 8 Farbt., kart. ●

Die abwechslungsreiche Vollwertküche
Vitaminreich und naturbelassen kochen und backen. (4229-9) Von M. Bustorf-Hirsch, K. Siegel, 280 S., 31 Farbtafeln, 78 Zeichnungen, Pappband. ● ● ● ●

Die verlockende Alternative
Süße Vollwertküche
(0936-4) Von A. Roßmeier, 64 S., 50 Farbfotos, Pappband. ●

Die gesunde Art, sich zu verwöhnen
Vollwertküche für Singles
(0937-2) Von A. Görgens, 64 S., 43 Farbfotos, Pappband. ●

Dinkel, Hirse, Roggenkorn…:
Kerniges aus der Getreideküche
(0932-1) Von S. Frank, 64 S., 49 Farbfotos, Pappband. ●

Die feine Vollwertküche
(4286-8) Von M. Bustorf-Hirsch, 160 S., 83 Farbfotos, Pappband. ● ● ●

Mit Lust und Liebe…
Vollwertküche für Genießer
(4412-x) Von Prof. Dr. C. Leitzmann, H. Million, 256 S., 329 Farbfotos, Pappband.
● ● ● ●

Naturküche à la carte
(4406-2) Von M. Wissing, M. Kirsch, 160 S., 179 Farbfotos, Pappband. ● ● ● ●

Biologische Ernährung
für eine natürliche und gesunde Lebensweise. (4125-X) Von G. Leibold, 136 S., 15 Farbtafeln, 47 Zeichnungen, kart. ● ●

Die feine Vegetarische Küche
(4235-3) Von F. Faist, 160 S., 191 Farbfotos, Pappband. ● ● ●

Schmackhafte Vollwertkost ohne tierisches Eiweiß
(0993-3) Von M. Bustorf-Hirsch, 54 Farbfotos, kartoniert. ● ●

Cholesterinarm kochen und genießen
(4442-9) Von R. Unsorg, 168 S., 132 Farbfotos, kartoniert. ● ● ●

Die aktuelle **Cholesterintabelle**
(1088-5) Von Dr. H. Oberritter, 84 S., 12 zweifarbige Grafiken, kartoniert. ●

Würzig kochen ohne Salz
(0922-4) Von S. Roediger-Streubel, 160 S., 16 Farbtafeln, kart. ●

Alternativ essen
Die gesunde Sojaküche
(0553-9) Von U. Kolster, 112 S., 8 Farbt., kart.
●

Kochen mit Tofu
Die gesunde Alternative.
(0894-5) Von U. Kolster, 80 S., 8 Farbtafeln, kart. ●

Gesund kochen mit Keimen und Sprossen
(0794-0) Von M. Bustorf-Hirsch, 96 S., 4 Farbtafeln, 13 s/w-Zeichnungen, kart. ●

Keime und Sprossen in der Naturküche
(4299-X) Von M. Bustorf-Hirsch, 96 S., 144 Farbfotos, Pappband. ● ●

Backen mit Lust und Liebe
(4284-1) Von M. Schumacher, R. Krake, 242 S., 348 Farbfotos, 18 farb. Vignetten, 3 vierseitige Ausklapptafeln, Pappband.
● ● ● ●

Tortenträume und Kuchenfantasien
Gebackene Köstlichkeiten originell dekoriert und verziert.
(0823-6) Von F. Faist, 80 S., 150 Farbfotos, kart. ● ●

Waffeln
Hörnchen, Pfannkuchen und Crêpes.
(0522-9) Von C. Stephan, 64 S., 8 Farbtafeln, kart. ●

Mehr Freude und Erfolg beim
Brotbacken
(4148-9) Von A. und G. Eckert, 160 S., 177 Farbfotos, Pappband. ● ● ●

Selbst Brotbacken
Über 50 erprobte Rezepte.
(0370-6) Von A. und G. Eckert, 80 S., 4 Zeichnungen, 4 Farbtafeln, kart. ●

Meine Vollkornbackstube
Brot · Kuchen · Aufläufe. (0616-0) Von R. Raffelt, 96 S., 4 Farbtafeln, 12 Zeichnungen, kart. ●

Mit Körnern, Zimt und Mandelkern
Vollkorngebäck
(0816-3) Von M. Bustorf-Hirsch, 48 S., 39 Farbfotos, Pappband. ●

Knusprig, kernig, urgesund **Vollkornbrot**
(0938-0) Von S. Reiter, 64 S., 46 Farbfotos, Pappband. ●

Weihnachtsbäckerei
Köstliche Plätzchen, Stollen, Honigkuchen und Festtagstorten.
(0682-9) Von M. Sauerborn, 32 S., 34 Farbfotos, Pappband. ●

Meine Weihnachtsbackstube
(5163-8) Von M. Sauerborn, 32 S., 23 Farbfotos, mit Vorlagebogen in Originalgröße, kart. ●

Süße Verführungen **Desserts**
(0885-6) Von M. Bacher, 64 S., 75 Farbfotos, Pappband. ●

Süße Geheimnisse eiskalt gelüftet
Eis und Sorbets
(0870-8) Von H. W. Liebheit, 48 S., 38 Farbfotos, kart. ●

Raffiniertes mit
Eis
Drinks/Desserts/Eissorten
(1029-X) Von. F. Hoffmann, 64 S., 74 Farbfotos, Pappband. ●

Zart schmelzende Versuchungen
Schokolade
(0819-8) Von J. Schroer, 48 S., 53 Farbfotos, Pappband. ●

Mitbringsel aus meiner Küche
selbst gemacht und liebevoll verpackt.
(0668-3) Von C. Schönherr, 32 S., 30 Farbfotos, Pappband. ●

Marmeladen, Gelees und Konfitüren
Köstlich wie zu Omas Zeiten — einfach selbstgemacht. (0720-5) Von M. Gutta, 32 S., 23 Farbfotos, 1 Zeichnung, Pappband. ●

Einkochen, Einlegen, Einfrieren
(4055-5) Von B. Müller, 152 S., 27 s/w-Abb., 16 Farbtafeln, kart. ● ●

Haltbarmachen in der Öko-Küche
Gesunde Konservierungsmethoden für Obst, Gemüse, Kräuter und Pilze. (0923-2) Von M. Bustorf-Hirsch, 120 S., 92 Farbabb., kart.
● ●

Komm, koch und back mit mir
Kunterbuntes Kochvergnügen für Kinder.
(4285-X) Von S. und H. Theilig, illustriert von B. v. Hayek, 112 S., 45 Farbfotos, Pappband.
● ●

Kinder lernen spielend backen
(5110-7) Von M. Gutta, 64 S., 50 Farbfotos, Pappband. ● ●

2

Kinder lernen spielend kochen
Lieblingsgerichte mit viel Spaß selbst zubereitet
(5096-8) Von M. Gutta, 64 S., 45 Farbfotos, Pappband. ●●

Mit Lust und Liebe **Kalte Platten & Buffets**
Anrichten und Garnieren
(4427-5) Von P. Grotz, 176 S., 228 Farbfotos, Pappband. ●●●●

Garnieren und Verzieren
(4236-1) Von R. Biller, 160 S., 329 Farbfotos, 57 Zeichnungen, Pappband. ●●●

Köstlichkeiten für Gäste und Feste
Kalte Platten
(4200-0) Von I. Pfligner, 160 S., 130 Farbfotos, Pappband. ●●●

Wenn Gäste kommen…
Kalte Küche
(1060-5) Von A. Ilies, 64 S., 49 Farbfotos, Pappband. ●●

Fein und raffiniert
Canapés und kleine Köstlichkeiten
(0963-1) Von H. Imhof, 64 S., 53 Farbfotos, Pappband. ●

Festlich kochen und backen
für Advent und Weihnachten
(4443-7) Von A. Guter, 96 S., 66 Farbfotos, 1 s/w-Foto, Pappband. ●●

Der perfekt gedeckte Tisch
(1028-1) Von H. Tapper, 80 S., 161 Farbfotos, 13 Zeichnungen, kartoniert. ●●

Der schön gedeckte Tisch
Vom einfachen Gedeck bis zur Festtafel stimmungsvoll und perfekt arrangiert.
(4246-X) Von H. Tapper, 112 S., 206 Farbfotos, 21 s/w-Abbildungen, Pappband. ●●●

Servietten falten
80 Ideen für schön gedeckte Tische
(1042-7) Von M. Müller, O. Mikolasek, 80 S., 289 Farbfotos, 50 Zeichnungen, kartoniert. ●●

Phantasievolle Tischdekorationen selber machen
(0984-4) Von Y. Thalheim, H. Nadolny, 80 S., 174 Farbfotos, 21 Zeichnungen, kart. ●●

Tischkarten dekorativ gestalten
aus allerlei Material für viele Anlässe
(0946-1) Von H. York, 32 S., 108 Farbfotos, Pappband. ●

Servietten dekorativ falten
Geschmackvolle Anregungen aus Stoff und Papier. **(0804**-X) Von H. Tapper, 32 S., 134 Farbfotos, Pappband. ●

Tee für Genießer
Sorten · Riten · Rezepte. **(0356**-0) Von M. Nicolin, 64 S., 4 Farbtafeln, kart. ●

Weinlexikon
Wissenswertes über die Weine der Welt.
(4149-7) Von U. Keller, 228 S., 6 Farbtafeln, 395 s/w-Fotos, Pappband. ●●●

Weine und Säfte, Liköre und Sekt
selbstgemacht. **(0702**-7) Von P. Arauner, 232 S., 76 Abb., kart. ●●

Fruchtig, spritzig, eisgekühlt
Mixen ohne Alkohol
(0935-6) Von S. Späth, 64 S., 44 Farbfotos, Pappband. ●

Cocktails
(4267-1) Von W. R. Hoffmann, W. Hubert, U. Lottring, 160 S., 164 Farbfotos, 1 s/w-Foto, Pappband. ●●●

Cocktails und Mixereien
für häusliche Feste und Feiern. **(0075**-8) Von J. Walker, 96 S., 4 Farbtafeln, kart. ●

Neue Cocktails und Drinks
mit und ohne Alkohol. **(0517**-2) Von S. Späth, 128 S., 4 Farbtafeln, kart. ●

Die besten Punsche, Grogs und Bowlen
(0575-X) Von F. Dingden, 64 S., 4 Farbt., kart. ●

SLIM
Der neue, individuelle Schlankheitsplan
(4277-9) Von Prof. Dr. E. Menden, W. Aign 120 S., 440 Farbfotos, Pappband. ●●●

Schlank werden nach Dr. Hay Trennkost
Die bewährten Vollwert-Rezepte von Ursula Summ. **(4298**-1) Von U. Summ, 96 S., 54 Farbfotos, 1 Zeichnung, kart. ●●

Eßlust statt Diätfrust
Die Pfundskur
(1102-4) Von Prof. Dr. V. Pudel, 144 S., 8 s/w-Zeichnungen, 4 Vignetten, kartoniert. ●

Vitamine und Ballaststoffe
So ermittle ich meinen täglichen Bedarf
(0746-9) Von Prof. Dr. M. Wagner, I. Bongartz, 96 S., 6 Farbfotos, zahlreiche farb. Tabellen, kart. ●

Kalorien – Joule
Eiweiß · Fett · Kohlenhydrate tabellarisch nach gebräuchlichen Mengen. **(0374**-9) Von M. Bormio, 88 S., kart. ●

Hobby und Freizeit

Falken-Handbuch
Zeichnen und Malen
(4167-5) Von B. Bagnall, 336 S., 1154 Farbabb., Pappband. ●●●●●

Das große farbige PLAKA-Buch
Malen und Basteln
(4402-X) Von H.-J. Giesecke, 192 S., 224 Farbfotos, 20 Farb- und 4 s/w-Zeichnungen, Pappband. ●●●

Einmal grad und einmal krumm
Zeichenstunden für Kinder. **(0599**-7) Von H. Witzig, 144 S., 363 Abb. kart. ●

Punkt, Punkt, Komma, Strich
Zeichenstunden für Kinder
(0564-4) Von H. Witzig, 144 S., über 250 Zeichnungen, kart. ●

Figürliches Zeichnen
leicht gemacht
(1010-9) Von H. Witzig, 112 S., 462 Figuren, kartoniert. ●

Spielend zeichnen lernen mit den Montagsmalern
(0974-7) Von G. Lages, Sigi-Harreis, 112 S., 326 s/w-Zeichnungen, kartoniert. ●●

Kalligraphie
Die Kunst des schönen Schreibens
(4263-9) Von C. Hartmann, 120 S., 44 Farbvorlagen, 29 s/w-Vorlagen, 2 s/w-Zeichnungen, 38 Farbfotos, Pappband. ●●●●

Gestalten mit Schrift
Kalligraphie
(1044-3) Von I. Schade, 80 S., 2 Farb- und 1 s/w Foto, 143 Farbzeichnungen, kartoniert. ●●

Aquarellmalerei
als Kunst und Hobby **(4147**-0) Von H. Haack, B. Wersche, 136 S., 62 Farbfotos, 119 Zeichnungen, Pappband. ●●●●

Aquarellmalerei leicht gelernt
Materialien · Techniken · Motive.
(0787-6) Von T. Hinz, R. Braun, B. Zeidler, 32 S., 38 Farbfotos, 1 Zeichn., Pappband. ●

Hobby Aquarellmalen
Landschaft und Stilleben. **(0876**-7) Von I. Schade, A. Brück, 80 S., 111 Farbabb., kart. ●●

Hobby Ölmalerei
Landschaft und Stilleben. **(0875**-9) Von H. Kämper, I. Becker, 80 S., 93 Farbabb., kart. ●●

Hobby Bauernmalerei
(0436-2) Von S. Ramos und J. Roszak, 80 S., 116 Farbf. und 28 Motivvorlagen, kart. ●●

Bauernmalerei
Kreatives Hobby nach alter Volkskunst
(5039-9) Von S. Ramos, 64 S., 85 Farbfotos, Pappband. ●●

Seidenmalerei in Vollendung
(4414-3) Hrsg. von R. Smend, 160 S., 227 Farbfotos, 36 s/w-Fotos, geprägter Leineneinband mit Schutzumschlag, im Schuber, **DM 98,–,** S 784,–, Fr 90,20

Seidenmalerei als Kunst und Hobby
(4264-7) Von S. Hahn, 136 S., Farbabb., 1 s/w-Foto, Pappband. ●●●●

Hobby Seidenmalerei
(0611-X) Von R. Henge, 88 S., 106 Farbfotos, 28 Zeichnungen, kart. ●●

Neue zauberhafte Seidenmalerei
Motive und Anregungen aus der Natur.
(0924-0) Von R. Henge, 80 S., 148 Farbfotos, 27 s/w-Zeichnungen, kart. ●●

Kunstvolle Seidenmalerei
Mit zauberhaften Ideen zum Nachgestalten
(0783-3) Von I. Demharter, 32 S., 56 Farbfotos, Pappband. ●

Zauberhafte Seidenmalerei
Materialien · Techniken · Gestaltungsvorschläge. **(0664**-0) Von E. Dorn, 32 S., 62 Farbfotos, Pappband. ●

Aquarellieren auf Seide
Materialien · Techniken · Motive
(0917-8) Von I. Demharter, 32 S., 41 Farbfotos, Pappband. ●

Seidenmalerei Landschaften
(5153-0) Von D. Kosik, 32 S., 50 Farbfotos, 12 Zeichnungen, mit Vorlagebogen in Originalgröße, kart. ●

Seidenmalerei Kissen
(5151-4) Von I. Demharter, 32 S., 42 Farbfotos, 2 Zeichnungen, mit Vorlagebogen in Originalgröße, kart. ●

Seidenmalerei Blusen und T-Shirts
(5184-0) Von A. Keller, 32 S., 28 Farbfotos, 12 Zeichnungen, mit Vorlagebogen in Originalgröße, kartoniert. ●

Seidenmalerei Tücher und Schals
(5152-2) Von R. Henge, 32 S., 36 Farbfotos, 1 Zeichnung, mit Vorlagebogen in Originalgröße, kart. ●

Seidenmalerei Taschen und Gürtel
(5194-8) Von S. Tichy-Gibley, 32 S., 30 Farbfotos, 8 Farbzeichnungen, mit Vorlagebogen in Originalgröße, kart. ●

Seidenmalerei Lampenschirme
(5154-9) Von I. Walter-Ammon, 32 S., 47 Farbfotos, 1 Zeichnung, mit Vorlagebogen in Originalgröße, kart. ●

Seidenmalerei Blüten, Blätter, Ranken
(5165-4) Von D. Kosik, 32 S., 35 Farbfotos, 4 Zeichnungen, mit Vorlagebogen in Originalgröße, kart. ●

Seidenmalerei Schmuckkarten und Miniaturbilder
(5166-1) Von I. Walter-Ammon, 32 S., 37 Farbfotos, 2 Zeichnungen, mit Vorlagebogen in Originalgröße, kart. ●

Seidenmalerei Bilder in Konturentechnik
(5182-4) Von I. Demharter, 32 S., 28 Farbfotos, 2 Zeichnungen, mit Vorlagebogen in Originalgröße, kart. ●

Falken-Handbuch **Häkeln**
ABC der Häkeltechniken und Häkelmuster in ausführlichen Schritt-für-Schritt-Bildfolgen.
(4194-2) Von H. Fuchs, M. Natter, 288 S., 1073 Farbfotos, Pappband. ●●●●

Das moderne Standardwerk von der Expertin
Perfekt Stricken
Mit Sonderteil Häkeln. **(4250**-2) Von H. Jaacks, 256 S., 703 Farbfotos, 169 Farb- und 121 s/w-Zeichnungen, Pappband. ●●●

Falken-Handbuch Stricken
ABC der Stricktechniken und Strickmuster in ausführlichen Schritt-für-Schritt-Bildfolgen. (4137-3) Von M. Natter, 312 S., 106 Farb- und 922 s/w-Fotos, 318 Zeichnungen, Pappband. ●●●●

Hobby Patchwork und Quilten
(0768-X) Von B. Staub-Wachsmuth, 80 S., 108 Farbabb., 43 Zeichnungen, kart. ●●

Hobby Applikationen
Materialien · Techniken · Modelle (0899-6) Von H. Probst-Reinhardt, 80 S., 92 Farbfotos, 31 Zeichnungen, kart. ●●

Hobby Spitzencollagen
Bezaubernde Motive aus edlem Material (0847-3) Von H. Westphal, 80 S., 186 Farbfotos, kart. ●●

Falken-Handbuch Nähen
Abc der Nähtechniken und kreative Modellschneiderei in ausführlichen Schritt-für-Schritt-Bildfolgen. (4272-8) Von A. Bree, 320 S., 1142 Abbildungen, Schnittmusterbogen für alle Modelle, Pappband. ●●●●

Marionetten
selbst bauen und führen (1043-5) Von D. Köhnen, 80 S., 162 Farbfotos, mit Schnittmusterbogen, kartoniert. ●●

Zauberhafte alte Puppen
Sammeln · Restaurieren · Nachbilden (4255-8) Von C.A. Stanton, J. Jacobs, 120 S., 157 Farbfotos, 24 Zeichnungen, Pappband. ●●●●

Selbstgestrickte Puppen
Materialien und Arbeitsanleitungen (0638-1) Von B. Wehrle, 32 S., 21 Farbfotos, 24 Zeichnungen, Pappband. ●

Puppen zum Liebhaben
(5199-9) Von B. Wehrle, 32 S., 27 Farbfotos, 9 s/w-Zeichnungen, mit Vorlagebogen in Originalgröße, kartoniert. ●

Kuscheltiere stricken und häkeln
Arbeitsanleitungen und Modelle. (0734-5) Von B. Wehrle, 32 S., 60 Farbfotos, 28 Zeichnungen, Pappband. ●

Phantasiepuppen stricken und häkeln
Märchenhafte Modelle mit Arbeitsanleitungen. (0813-9) Von B. Wehrle, 32 S., 26 Farbfotos, mit Vorlagebogen, Pappband. ●

Teddybären
Sechs beliebte Modelle (5159-X) Von Y. Thalheim, H. Nadolny, 32 S., 46 Farbfotos, 9 Zeichnungen, mit Vorlagebogen in Originalgröße, kart. ●

Heißgeliebte Teddybären
Selbermachen · Sammeln · Restaurieren. (0900-3) Von H. Nadolny, Y. Thalheim, 80 S., 119 Farbfotos, 23 s/w-Zeichnungen, 14 S. Schnittmusterbogen, kart. ●●

Hobby Salzteig
(0662-4) Von I. Kiskalt, 80 S., 150 Farbfotos, 5 Zeichnungen, Schablonen, kart. ●●

Neue zauberhafte Salzteig-Ideen
(0719-1) Von I. Kiskalt, 80 S., 324 Farbfotos, 12 Zeichnungen, Schablonen, kart. ●●

Kreatives Gestalten mit Salzteig
Originelle Motive für Fortgeschrittene (0769-8) Hrsg. I. Kiskalt, 80 S., 168 Farbfotos, kart. ●●

Originell und dekorativ
Salzteig und Naturmaterialien (0833-3) Von A. und H. Wegener, 80 S., 166 Farbfotos, kart. ●●

Salzteig kinderleicht
(0973-9) Von I. Kiskalt, 80 S., 224 Farbfotos, 8 Zeichnungen, kart. ●●

Töpfern
als Kunst und Hobby. (4073-3) Von J. Fricke, 132 S., 37 Farbfotos, 222 s/w-Fotos, Pappband. ●●●●

Kreatives Gestalten mit Ton
Töpfern ohne Scheibe – Aufbaukeramik
(0896-1) Von A. Riedinger, 80 S., 207 Farbfotos, 16 Zeichnungen, 7 Vignetten, kart. ●●

Kreatives Gestalten mit Ton
Töpfern auf der Scheibe
(0971-2) Von A. Riedlinger, 80 S., 28 Farb- und 3 s/w-Zeichng., 178 Farbfotos, kartoniert. ●●

Edles Porzellan
(4437-2) Vom M. Lutze, Prof. E. Lessing, 160 S., 175 Farbfotos, Leineneinband, mit Schutzumschlag, im Schuber. ●●●●●

Hobby Glaskunst in Tiffany-Technik
(0781-7) Von N. Köppel, 80 S., 194 Farbfotos, 6 s/w-Abb., kart. ●●

Tiffany-Lampen selbermachen
Arbeitsanleitung · Materialien · Modelle (0684-5) Von I. Spliethoff, 32 S., 60 Farbfotos, 19 Zeichnungen, Pappband. ●

Fensterbilder in Tiffany-Technik
(5168-9) Von P. Matz, 32 S., 43 Farbfotos, mit Vorlagebogen in Originalgröße, kart. ●

Tiffany-Schmuck selbermachen
Materialien · Arbeitsanleitungen · Modelle (0871-6) Von B. Poludniak, H. G. Scheib, 32 S., 55 Farbfotos, Pappband. ●

Tiffany-Technik
und andere kunstvolle Arbeiten in Glas (0972-0) Von. D. Köhnen, 80 S., 176 Farbfotos, 5 s/w-Zeichnungen, kart. ●●

Tiffany-Gürtelschnallen
(5160-3) Von G.G. Scheib, R. Grella, 32 S., 52 Farbfotos, 1 Zeichnung, mit Vorlagebogen in Originalgröße, kart. ●

Schmuck, Accessoires und Dekoratives
aus Fimo modelliert. (0873-2) Von A. Aurich, 32 S., 54 Farbfotos, Pappband. ●

Modeschmuck mit Federn und Straß
(5167-0) Von J. Niemeyer, 32 S., 41 Farbfotos, mit Vorlagebogen in Originalgröße, kart. ●

Modeschmuck selbst modellieren
(5196-4) Von K. Eichler, 32 S., 51 Farbfotos, mit Vorlagebogen in Originalgröße, kartoniert. ●

Modeschmuck in vielen Variationen
(5180-8) Von A. Hahn, 32 S., 39 Farbfotos, 3 Zeichnungen, mit Vorlagebogen in Originalgröße, kartoniert. ●

Exklusiver Modeschmuck
aus dem eigenen Atelier (0925-9) Von J. Niemeier, J. Klein, 80 S., 141 Farbfotos, 25 Zeichnungen, kart. ●●

Masken
phantasievoll dekorieren (5155-7) Von Chr. Familler, 32 S., 48 Farbfotos, mit Vorlagebogen in Originalgröße, kart. ●

Bastelspaß mit der Laubsäge
Mit Schnittmusterbogen für viele Modelle in Originalgröße. (0741-8) Von L. Giesche, M. Bausch, 32 S., 61 Farbfotos, 7 Zeichnungen, Schnittmusterbogen, Pappband. ●

Strohschmuck selbstgebastelt
Sterne, Figuren und andere Dekorationen (0740-X) Von E. Rombach, 32 S., 60 Farbfotos, 17 Zeichnungen, Pappband. ●

Hobby Drachen
bauen und steigen lassen. (0767-1) Von W. Schimmelpfennig, 80 S., 1 dreiseitige Ausklapptafel, 55 Farbfotos, 139 Zeichnungen kart. ●●

Lenkdrachen
bauen und fliegen (1011-7) Von W. Schimmelpfennig, 64 S., 51 Farbfotos und 126 Zeichnungen, kartoniert. ●●

Drachen
Einfache Modelle für Kinder (5156-5) Von W. Schimmelpfennig, 32 S., 11 Farbfotos, 31 Zeichnungen, mit Vorlagebogen in Originalgröße, kart. ●

Das große farbige Bastelbuch für Kinder
(4254-X) Von U. Barff, I. Burkhardt, J. Maier. 224 S., 157 Farbfotos, 430 Farb- und 60 s/w-Zeichnungen, mit Schnittmusterbogen, Pappband. ●●●

Hobby Origami
Papierfalten für groß und klein (0756-6) Von Z. Aytüre-Scheele, 80 S., 820 Farbfotos, kart. ●●

Neue zauberhafte Origami-Ideen
Papierfalten für groß und klein (0805-8) Von Z. Aytüre-Scheele, 80 S., 720 Farbfotos, kart. ●●

Zauberwelt Origami
Tierfiguren aus Papier (1045-1) Von Z. Aytüre-Scheele, 80 S., 660 Farbfotos, kartoniert. ●●

Origami –
Die Kunst des Papierfaltens. (0280-7) Von R. Harbin, 112 S., 633 Zeichnungen, 9 Fotos, kart. ●

Heut basteln wir mit Pappe und Papier
(4413-5) Von U. Barff, J. Maier, 224 S., 117 Farbfotos, 480 Farbzeichnungen, 25 s/w-Abbildungen, mit Schnittmusterbogen, Pappband. ●●●

Das große farbige Bastel- und Werkbuch
(4439-9) Von D. Rex, 256 S., 999 Farbfotos, 33 Farbzeichnungen, Pappband. ●●●●

Schritt für Schritt zum Scherenschnitt
Materialien · Techniken · Gestaltungsvorschläge. (0732-9) Von H. Klingmüller, 32 S., 38 Farbfotos, 34 Vorlagen, Pappband. ●

Fensterbilder in Scherenschnitt
(5169-7) Von A. Hahn, 32 S., 52 Farbfotos, 3 s/w-Fotos, mit Vorlagebogen in Originalgröße, kart. ●

Fensterbilder aus Papier
(5158-1) Von E. Rüscher, 32 S., 39 Farbfotos, 5 Zeichnungen, mit Vorlagebogen in Originalgröße, kart. ●

Fensterbilder
Meine Lieblingstiere
(5197-2) Von Y. Thalheim, H. Nadolny, 32 S., 38 Farbfotos, mit Vorlagebogen in Originalgröße, kartoniert. ●

Die schönsten Fensterbilder
(1066-4) Von C. Kimmerle, 64 S., 100 Farbfotos, kartoniert. ●●

Perfekte Fensterbilder
(4470-4) Von S. Haenitsch-Weiß, A. Weiß, 8 vierfarbige Bogen 280-g-Karton mit Stanzung + 16 S. zweifarbige Ein/Anleitung. ●●

Märchenhafte Fensterbilder
(5185-9) Von J. Maier, 32 S., 37 Farbfotos, mit Vorlagebogen in Originalgröße, kartoniert. ●

Fensterbilder Blumen und Tiere
(5186-7) Von M. Twachtmann, 32 S., 41 Farbfotos, 3 Zeichnungen, mit Vorlagebogen in Originalgröße, kartoniert. ●

Papierflieger
(5157-3) Von T. Gött, 32 S., 73 Farbfotos, 19 Zeichnungen, mit Vorlagebogen in Originalgröße, kart. ●

Mobiles aus Papier
(5183-2) Von J. Maier, 32 S., 17 Farbfots, 35 Farbzeichnungen, mit Vorlagebogen in Originalgröße, kartoniert. ●

Schachteln basteln und dekorieren
(5170-0) Von Chr. Adjano, 32 S., 55 Farbfotos, mit Vorlagebogen in Originalgröße, kart. ●

Die große Schachtelparade
(4438-0) Von Present Team, 16 vierfarbige Bogen 250-g-Karton mit Schachtelstanzung mit 4 S. Einleitung. ●●●

Deco Art
Die Kunst, Geschenke zu verpacken
(0949-6) Von B. Niermann, 80 S., 78 Farbfotos, 191 Zeichnungen, kart. ●●

Geschenkeverpacken für Kinderfeste
(5195-6) Von C. Netolitzky, 32 S., 43 Farbfotos, mit Vorlagebogen in Originalgröße, kartoniert. ●

Bunte Dekorationen für den Kindergeburtstag
Mit Spielanleitung zum Fest der Tiere
(4471-2) Von S. Haenitsch-Weiß, A. Weiß, 8 vierfarbige Bogen 280-g-Karton mit Stanzung + 16 S., zweifarbige Ein/Anleitung. ●●

Originelles Ambiente für Gäste
Festdekorationen
(1049-4) Von B. Niermann, 80 S., 125 Farbfotos, 59 Farbzeichng., kartoniert. ●●

Dekorieren und Arrangieren mit
Seidenblumen
(5200-6) Von M. L. Spang, 32 S., 37 Farbfotos, 14 Farbzeichnungen, mit Vorlagebogen in Originalgröße, kartoniert. ●

Tischkarten dekorativ gestalten
aus allerlei Material für viele Anlässe
(0946-1) Von H. York, 32 S., 108 Farbfotos, Pappband. ●

Glückwunschkarten
(5179-4) Von A. Kolb, B. Michel, 32 S., 54 Farbfotos, mit Vorlagebogen in Originalgröße, kartoniert. ●

Altes Brauchtum neu entdeckt
Schmuck-Eier
Kunstvoll gestalten und verzieren. (0919-0) Von I. Kiskalt, 32 S., 45 Farbfotos, 3 s/w-Zeichnungen, Pappband. ●

Dekorationen für Ostern
(5198-0) Von Y. Thalheim, H. Nadolny, 32 S., 48 Farbfotos, mit Vorlagebogen in Originalgröße, kartoniert. ●

Basteln für Ostern
(5164-6) Von Chr. Adjano, 32 S., 47 Farbfotos, mit Vorlagebogen in Originalgröße, kart. ●

Weihnachtsgeschenke schön verpacken
Schachteln · Dekorationen · Geschenkpapiere
(4469-0) Von Present Team, 10 vierfarbige Bogen 250-g-Karton mit Stanzung, 4 Bogen Geschenkpapier + 4 S. Einleitung. ●●●

Alle Jahre wieder...
Advent und Weihnachten
Basteln, Backen, Schmücken, Singen, Vorlesen, Feiern
(4260-4) Von H. und Y. Nadolny, 256 S., 105 Farbfotos, 130 Zeichn., Pappband. ●●●

Basteln und dekorieren für
Advent und Weihnachten
(4446-1) Von G. Teusen, C. Netolitzky, 176 S., 285 Farbfotos, mit Bastelvorlagebogen, Pappband. ●●

Basteln für Weihnachten
(5162-X) Von Chr. Adjano, 32 S., 44 Farbfotos, mit Vorlagebogen in Originalgröße, kart. ●

Fensterdekorationen für die Weihnachtszeit
(5181-6) Von Y. Thalheim, H. Nadolny, 32 S., 33 Farbfotos, mit Vorlagebogen in Originalgröße, kartoniert. ●

Adventskalender
(5178-6) Von Y. Thalheim, H. Nadolny, 32 S., 35 Farbfotos, mit Vorlagebogen in Originalgröße, kartoniert. ●

Weihnachtsbasteleien
Advents- und Weihnachtsschmuck für groß und klein
(0667-5) Von M. Kühnle und S. Beck, 32 S., 56 Farbfotos, 6 Zeichnungen, Pappband. ●

Feuerzeichen behaglicher Wohnkultur
Kachelöfen, Kamine und Kaminöfen
(4288-4) Hrsg. von C. Berninghaus. Von R. Heinen, G. Kosicek, H.P. Sabborrosch, 168 S., 291 Farbfotos, 2 s/w-Fotos, 8 Zeichnungen, Pappband. ●●●●

Falken Handbuch
Heimwerken
Reparieren und Selbermachen im Haus und Wohnung – über 1100 Farbfotos. Praktische Tips vom Profi: Selbermachen, Reparieren, Renovieren, Kostensparen. Von Th. Pochert, 440 S., 1103 Farbfotos, 100 ein- und zweifarbige Abb., Pappband. ●●●●

Restaurieren von Möbeln
Stilkunde, Materialien, Techniken, Arbeitsanleitungen in Bildfolgen.
(4120-9) Von E. Schnaus-Lorey, 152 S., 37 Farbfotos, 75 s/w-Fotos, 352 Zeichnungen, Pappband. ●●●●

Möbel aufarbeiten, reparieren und pflegen
(0386-2) Von E. Schnaus-Lorey, 96 S., 28 Fotos, 101 Zeichnungen, kart. ●

FALKEN-Heimwerker-Praxis
Kleinmöbel aus Holz
(0905-1) Von O. Maier, 128 S., 210 Farbfotos, 80 Zeichnungen, kart. ●●

FALKEN-Heimwerker-Praxis
Anstreichen und Lackieren
(0771-X) Von P. Müller, 120 S., 196 Farbfotos, 2 s/w-Fotos, 3 Zeichnungen, kart. ●●

FALKEN-Heimwerker-Praxis
Elektroarbeiten
(0975-5) Von K.H. Schubert, 120 S., 193 Farbfotos, 40 Zeichnungen, kart. ●●

Falken-Heimwerker-Praxis
Mofa- und Moped-Reparaturen
(1008-7) Von T. Kohlmey, 128 S., 280 Farbabbild. und Zeichng., kartoniert. ●●

FALKEN-Heimwerker-Praxis
Fahrrad-Reparaturen
(0796-5) Von R. van der Plas, 112 S., 140 Farbfotos, 113 farbige Zeichnungen, kart. ●●

Ikebana
Einführung in die japanische Kunst des Blumensteckens. (0548-2) Von G. Vocke, 152 S., 47 Farbfotos, kart. ●●

Blütenbilder aus Blumen und Blättern
Phantasievolle Naturcollagen
(0872-4) Von G. Schamp, 32 S., 57 Farbfotos, 1 Zeichnung, Pappband. ●

Hobby Gewürzsträuße
und aparte Gebinde nach Salzburger Art. (0726-4) Von A. Ott, 80 S., 101 Farbfotos, 51 farbige Zeichnungen, kart. ●●

Hobby Trockenblumen
Gewürzsträuße, Gestecke, Kränze, Buketts. (0643-8) Von R. Strobel-Schulze, 88 S., 170 Farbfotos, kart. ●●

Neue zauberhafte Trockenblumen-Ideen
(0821-X) Von R. Strobel-Schulze, 80 S., 163 Farbfotos, kart. ●●

Phantasievolles Schminken
Verzauberte Gesichter für Maskeraden, Laienspiele und Kinderfeste
(0907-0) Hrsg.: H. u. Y. Nadolny, 64 S., 227 Farbfotos, kartoniert. ●●

Schminken für Kinder
(5177-8) Von Y. Thalheim, H. Nadolny, 32 S., 68 Farbfotos, mit Vorlagebogen in Originalgröße, kartoniert. ●

Mit vollem Genuß **Pfeife rauchen**
Alles über Tabaksorten, Pfeifen und Zubehör
(4227-2) Von H. Behrens, H. Frickert, 158 S., 127 Farbfotos, 18 Zeichn., Pappband. ●●●●

Pfeiferauchen leicht gemacht
Die richtige Art, Tabak zu genießen
(1026-5) Von O. Pollner, 112 S., 125 Farbfotos, 5 zweifarbige-Abb., kart. ●

Münzen
Ein Brevier für Sammler. (0353-6) Von E. Dehnke, 128 S., 4 Farbtafeln, 17 s/w-Abb., kart. ●●

Die Fazination der Philatelie
Briefmarken sammeln
(4273-6) Von D. Stein, 212 S., 124 s/w-Fotos, 24 Farbtafeln, Pappband. ●●●

Briefmarken sammeln
(0481-8) Von D. Stein. 120 S., 4 Farbtafeln, 98 s/w-Abb., kart. ●

Freizeit mit dem Mikroskop
(0291-2) Von M. Deckart, 132 S., 8 Farbtafeln, 64 s/w-Abb., 2 Zeichnungen, kart. ●●

Astronomie im Bild
Unser Sternenhimmel rund ums Jahr
(0849-X) Von Dr. E. Übelacker, 88 S., 48 Farbfotos, 1 s/w-Foto, 68 Farbzeichn., kart. ●●

Astronomie als Hobby
Sternbilder und Planeten erkennen und benennen. (0572-5) Von D. Block, 176 S., 16 Farbtafeln, 4 s/w-Fotos, 93 Zeichnungen, kart. ●●

Moderne Fotopraxis
(4401-1) Von G. Koshofer, Prof. H. Wedewardt, 224 S., 363 Farbfotos, 106 s/w-Fotos, 5 Farb- und 24 s/w-Zeichnungen, Pappband. ●●●

Mach dir ein Bild
Praxistips für Foto, Film und Video
(4410-0) Von G. Staab, 208 S., 202 Farbfotos, 175 s/w-Fotos, 1 Zeichnung, Pappband. ●●●

So macht man bessere Fotos
Das meistverkaufte Fotobuch der Welt
(0614-0) Von M. L. Taylor, 192 S., 457 Farbfotos, 8 s/w-Fotos, 7 Zeichnungen, kart. ●●

Aktfotografie
Interpretationen zu einem unerschöpflichen Thema. Gestaltung · Technik · Spezialeffekte. (0737-X) Von H. Wedewardt, 88 S., 144 Farb- und 6 s/w-Fotos, 6 Zeichnungen, kart. ●●

Videografieren
Filmen mit Video 8. Technik – Bildgestaltung – Schnitt – Vertonung. (0843-0) Von M. Wild, K. Möller, 120 S., 101 Farbfotos, 22 s/w-Fotos, 2 Zeichnungen, kart. ●●

Videografieren perfekt
Profitricks für Aufnahmetechnik und Nachbearbeitung
(0969-0) Von W. Schild, 120 S., 144 Farbabb., 5 s/w-Zeichnungen, Pappband. ●●●

Schmalfilmen
Ausrüstung · Aufnahmepraxis · Schnitt · Ton. (0342-0) Von U. Ney, 108 S., 4 Farbtafeln, 25 s/w-Fotos, kart. ●

Anlagenbau in Modultechnik
für Modelleisenbahnen und Dioramen.
(0845-7) Von J. Thal, 104 S., 68 Farbfotos, 28 Zeichnungen, kart. ●●●

Kleine Welt auf Rädern
Das faszinierende Spiel mit **Modelleisenbahnen** (4175-6) Von F. Eisen, 256 S., 72 Farb- und 180 s/w-Fotos, 25 Zeichnungen, Pappband. ●●●

Elektronik als Hobby
Von der Grundlagenschaltung zum integrierten Schaltkreis
Mit 8 wichtigen Universalplatinen
(4293-0) Von W. Priesterath, 264 S., 80 s/w-Fotos, 128 Zeichn., Pappband. ●●●

Die Super-Sportwagen der Welt
(4423-2) Von H.G. Isenberg, 194 S., 184 Farbfotos, 4 farbige Ausklapptafeln, 32 s/w-Fotos, Pappband. ●●●●

Die Super Oldtimer der Welt
(4465-8) Von H. G. Isenberg, 194 S., 161 Farb- und 36 s/w-Fotos, 4 Ausklapptafeln, Pappband. ●●●●

Die Super-Trucks der Welt
(4257-4) Von H. G. Isenberg, 194 S., 205 Farbfotos, 87 s/w-Fotos, 7 Farbzeichnungen, 4 farb. Ausklapptafeln, Pappband. ●●●●

Die Super-Motorräder der Welt
(4193-4) Von H. G. Isenberg, 192 S., 170 Farb- und 100 s/w-Fotos, 8 Zeichnungen, Pappband. ●●●●

Die Super-Eisenbahnen der Welt
(4287-6) Von W. Kosak, H. G. Isenberg, 224 S., 269 Farbfotos, 79 s/w-Fotos, 8 Vignetten, 5 farb. Ausklapptafeln, Pappband. ●●●●

Sport und Fitneß

Neue Lehrmethoden der Judo-Praxis
(0424-9) Von P. Herrmann, 223 S., 475 Abb., kart. ●●

Judo
Grundlagen - Methodik. (0305-6) Von M. Ohgo, 208 S., 1025 Fotos, kart. ●●

Fußwürfe
für Judo, Karate und Selbstverteidigung. (0439-7) Von H. Nishioka, übers. von H.J. Heese, 96 S., 260 Abb., kart. ●●

Modernes Karate
Das große Standardwerk mit 2279 Abbildungen. (4280-9) Von T. Okazaki, Dr. med. M. V. Stricevic, übers. von M. Pabst, 376 S., 2279 s/w-Abb., Pappband. ●●●●●

Nakayamas Karate perfekt 1
Einführung. (0487-7) Von M. Nakayama, 136 S., 605 s/w-Fotos, kart. ●●

Nakayamas Karate perfekt 2
Grundtechniken. (0512-1) Von M. Nakayama, 136 S., 354 s/w-Fotos, 53 Zeichn., kart. ●●

Nakayamas Karate perfekt 3
Kumite 1: Kampfübungen. (0538-5) Von M. Nakayama, 128 S., 424 s/w-Fotos, kart. ●●

Nakayamas Karate perfekt 4
Kumite 2: Kampfübungen. (0547-4) Von M. Nakayama, 128 S., 394 s/w-Fotos, kart. ●●

Nakayamas Karate perfekt 5
Kata 1: Heian, Tekki. (0571-7) Von M. Nakayama, 144 S., 1229 s/w-Fotos, kart. ●●

Nakayamas Karate perfekt 6
Kata 2: Bassai-Dai, Kanku-Dai, (0600-4) Von M. Nakayama, 144 S., 1300 s/w-Fotos, 107 Zeichnungen, kart. ●●

Nakayamas Karate perfekt 7
Kata 3: Jitte, Hangetsu, Empi. (0618-7) Von M. Nakayama, 144 S., 1988 s/w-Fotos, 105 Zeichnungen, kart. ●●

Nakayamas Karate perfekt 8
Gankaku, Jion. (0650-0) Von M. Nakayama, 144 S., 1174 s/w-Fotos, 99 Zeichnungen, kart. ●●

Karate für alle
Karate-Selbstverteidigung in Bildern. (0314-5) Von A. Pflüger, 104 S., 323 s/w-Fotos, kart. ●●

Fit mit Karate
(2308-1) Von A. Pflüger, 96 S., 134 Farbfotos, 4 s/w-Zeichnungen, kart. ●●

25 Shotokan-Katas
Auf einen Blick: Karate-Katas für Prüfungen und Wettkämpfe. (0859-7) Von A. Pflüger, 80 S., 185 s/w-Abb., 24 ganzseitige Tafeln mit über 1.600 Einzelschritten, kart. ●●

Kontakt-Karate
Ausrüstung · Technik · Training. (0396-X) Von A. Pflüger, 112 S., 238 s/w-Fotos, kart. ●●

Bo-Karate
Habo-Jitsu – die Techniken des Stockkampfes. (0447-8) Von G. Stiebler, 176 S., 424 s/w-Fotos, 38 Zeichnungen, kart. ●●

Karate 1
Einführung · Grundtechniken. (0227-0) Von A. Pflüger, 144 S., 195 s/w-Fotos, 120 Zeichnungen, kart. ●

Karate 2
Kombinationstechniken · Katas. (0239-4) Von A. Pflüger, 176 S., 452 s/w-Fotos und Zeichnungen,kart. ●

Karate Kata 1
Heian 1–5, Tekki 1, Bassai Dai. (0683-7) Von W.-D. Wichmann, 164 S., 703 s/w-Fotos, kart. ●●

Karate Kata 2
Jion, Empi, Kanku-Dai, Hangetsu. (0723-X) Von W.-D. Wichmann, 140 S., 661 s/w-Fotos, 4 Zeichnungen, kart. ●●

Der König des Kung-Fu
Bruce Lee
Sein Leben und Kampf. (0392-7) Von L. Lee, 136 S., 104 s/w-Fotos, kart. ●●

Bruce Lees Kampfstil 1
Grundtechniken. (0473-7) Von B. Lee, M. Uyehara, 109 S., 220 Abb., kart. ●

Bruce Lees Kampfstil 2
Selbstverteidigungs-Techniken. (0486-9) Von B. Lee, M. Uyehara, 128 S., 310 Abb., kart. ●

Bruce Lees Kampfstil 3
Trainingslehre. (0503-2) Von B. Lee, M. Uyehara, 112 S., 246 Abb., kart. ●

Bruce Lees Kampfstil 4
Kampftechniken. (0523-7) Von B. Lee, M. Uyehara, 104 S., 211 Abb., kart. ●

Kung-Fu 1
Legende · Philosophie · Grundtechniken (0891-0) Von Chr. Yim, 152 S., 401 s/w-Fotos, 2 s/w-Zeichnungen, kart. ●

Kung-Fu und Tai-Chi
Grundlagen und Bewegungsabläufe. (0367-6) Von B. Tegner, 182 S., 370 s/w-Fotos, kart. ●●

Kung-Fu
Grundlagen · Bewegungsabläufe · Körperschule. (0376-5) Von M. Pabst, 160 S., 330 Abb., kart. ●

Bruce Lees Jeet Kune Do
(0440-0) Von B. Lee, 192 S., mit 105 eigenhändigen Zeichnungen von B. Lee, kart. ●●

Shaolin-Kempo – Kung-Fu
Chinesisches Karate im Drachenstil. (0395-1) Von R. Czerni, K. Konrad, 246 S., 723 Abb., kart. ●

Kickboxen
Fitneßtraining und Wettkampfsport. (0795-7) Von G. Lemmens, 96 S., 208 s/w-Fotos, 23 Zeichnungen, kart. ●●

Ninja 1
Die Lehre der Schattenkämpfer. (0758-2) Von S.K. Hayes, übers. von J. Schmit, 144 S., 137 s/w-Fotos, kart. ●●

Ninja 2
Die Wege zum Shoshin (0763-9) Von S.K. Hayes, übers. von J. Schmit, 160 S., 309 s/w-Fotos, 2 Zeichnungen, kart. ●●

Ninja 3
Der Pfad des Togakure-Kämpfers. (0764-7) Von S.K. Hayes, übers. von J. Schmit, 144 S., 197 s/w-Fotos, 2 Zeichnungen, kart. ●●

Ninja 4
Das Vermächtnis der Schattenkämpfer (0807-4) Von S.K. Hayes, übers. von J. Schmit, 196 S., 466 s/w-Fotos, kart. ●●

Taekwondo perfekt 1
Die Formenschule bis zum Blaugurt (0890-2) Von K. Gil, Kim Chul-Hwan, 176 S., 439 s/w-Fotos, 107 Zeichnungen, kart. ●●

Taekwondo perfekt 2
Die Formenschule vom Blau- bis zum Schwarzgurt (0976-3) Von K. Gil, K. Chul-Hwan, 192 S., 461 s/w-Fotos, 112 Zeichnungen, kart. ●●

Taekwondo perfekt 3
(1068-0) Von K. Gil, K. Chul-Hwan, 200 S., 429 s/w-Fotos, kartoniert. ●●

Illustriertes Handbuch des Taekwondo
Koreanische Kampfkunst und Selbstverteidigung. (4053-9) Von K. Gil, 248 S., 1026 Abb., Pappband. ●●●

Taekwon-Do
Koreanischer Kampfsport. (0347-1) Von K. Gil, 152 S., 408 Abb., kart. ●●

Ju-Jutsu als Wettkampf
(0826-0) Von G. Kulot, 168 S., 418 s/w-Fotos, 2 Zeichnungen, kart. ●●

Ju-Jutsu 1
Grundtechniken - Moderne Selbstverteidigung. (0276-9) Von W. Heim, F.J. Gresch, 164 S., 450 s/w-Fotos, 8 Zeichn., kart. ●

Ju-Jutsu 2
für Fortgeschrittene und Meister. (0378-1) Von W. Heim, F. J. Gresch, 160 S., 798 s/w-Fotos, kart. ●●

Ju-Jutsu 3
Spezial-, Gegen- und Weiterführungs-Techniken · Stockkampfkunst. (0485-0) Von W. Heim, F.J. Gresch, 200 S., über 600 s/w-Fotos, kart. ●

Aikido
Lehren und Techniken des harmonischen Weges. (0537-7) Von R. Brand, 280 S., 697 Abb., kart. ●●

Hap Ki Do
Koreanische Selbstverteidigung nach dem Lehrsystem des Großmeisters. (0379-X) Von Kim Sou Bong, 112 S., 152 Abb., kart. ●

Dynamische Tritte
Grundlagen für den Zweikampf. (0438-9) Von C. Lee, 96 S., 398 s/w-Fotos, 10 Zeichnungen, kart. ●

Selbstverteidigung
Abwehrtechniken für Sie und Ihn (0853-8) Von E. Deser, 96 S., 259 s/w-Fotos, kart. ●

Die Faszination athletischer Körper
Bodybuilding
mit Weltmeister Ralf Möller. (4281-7) Von R. Möller, 128 S., 169 Farbfotos, 14 s/w-Fotos, 1 Farbzeichn., Pappband. ●●●●●

Bodyshaping · Bodybuilding
Mit Anja Albrecht zur Idealfigur. (4405-4) Von A. Albrecht, 128 S., 164 Farbfotos, 4 s/w-Fotos, 1 Farb- und 1 s/w-Zeichnung, Pappband. ●●●●

Ladyfitneß
Das neue Körperbewußtsein der Frau Bodyshaping · Körperpflege · Ernährung · Entspannung
(4433-X) Von Prof. Dr. S. Starischka, B. Grabis, D. von Gramm, G.W. Kienitz, ca. 128 S., ca. 113 Farbfotos, Pappband. ●●●

Bodybuilding für Frauen
Wege zu Ihrer Idealfigur (0661-6) Von H. Schulz, 112 S., 84 s/w-Fotos, 4 Zeichnungen, kart. ●●

Fit mit Bodybuilding
(2314-6) Von L. Spitz, 112 S., 203 Farbabbildungen, 10 Tabellen. ●●

Bodybuilding Anleitung zum Muskel- und Konditionstraining für sie und ihn (0604-7) Von R. Smolana, 160 S., 171 s/w-Fotos, kart. ●

Hanteltraining zu Hause
(**0800**-7) Von W. Kieser, 80 S., 71 s/w-Fotos, 4 Zeichnungen, kart. ●

Leistungsfähiger durch Krafttraining
Eine Anleitung für Fitness-Sportler, Trainer und Athleten (**0617**-9) Von W. Kieser, 96 S., 20 s/w-Fotos, 62 Zeichnungen, kart. ●

Fit und gesund
FitneBtraining und Bodybuilding zu Hause. Trainingsprogramme für Ihr Wohlbefinden. (**0782**-5) Von Prof. Dr. S. Starischka, 80 S., 100 Farbfotos, 3 Zeichnungen, kart. ●●

Optimale Ernährung
für Krafttraining und Budybuilding. (**0912**-7) Von B. Dahmen, 88 S., 8 Farbtafeln, 8 Zeichnungen, kart. ●●

Fit mit Bio-Training
für Kraft, Ausdauer und Schnelligkeit (**2310**-3) Von L. Spitz, 112 S., 197 Farbfotos, 11 Farb- und 4 s/w-Zeichnungen. ●●

Top-Form im Sport
Ernährungs-Training
Das Erfolgsprogramm für den Ausdauer-sportler. (**0945**-3) Von M. Inzinger, Dipl.-Oec. troph. G. Wagner, 160 S., 31 Farbzeichnungen, 16 Grafiken. kart. ●●

Gesund und fit durch Konditionstraining und Wirbelsäulengymnastik
(**0844**-9) Von R. Milser u. K. Grafe, 104 S., 99 Farbfotos, 12 Farbzeichnungen, 5 s/w-Zeichnungen, kart. ●●

Fit mit Tai Chi
als sanfte Körpererfahrung (**2305**-7) Von B. u. K. Moegling, 112 S., 121 Farbfotos, 6 Farb-u. 4 s/w-Zeichnungen, kart. ●●

Isometrisches Training
Übungen für Muskelkraft und Entspannung. (**0529**-6) Von L. M. Kirsch, 140 S., 162 s/w-Fotos, kart. ●

Stretching
Mit Dehnungsgymnastik zu Entspannung. Geschmeidigkeit und Wohlbefinden. (**0717**-5) Von H. Schulz, 80 S., 90 s/w-Fotos, kart. ●

Fit mit Stretching
(**2304**-9) Von B. Kurz, 96 S., 255 Farbfotos, kart. ●

Gesund und fit durch Gymnastik
(**0366**-8) Von H. Pilss-Samek, 88 S., 130 Abb., kart. ●

Fit und frisch
Gymnastik für die ganze Familie (**6501**-9) Von G. Sieber, 104 S., 306 Farbfotos, 5 Farbzeichnungen, mit Audiokassette, Laufzeit 30 Min., ●●●

Fit mit Frank Elstner
Das neue Aktiv-Programm (**4430**-5) Hrsg. von Frank Elstner, fachl. Mitarbeiter Prof. Dr. S. Starischka u.a., 184 S., 215 Farbfotos, 72 Zeichnungen, 8 farbige Grafiken. ●●●●

Fit mit Laufen
(**2315**-X) Von W. Sonntag, 96 S., 60 Farbfotos, 8 Farbzeichnungen, kart. ●●

Spaß am Laufen
Jogging für die Gesundheit. (**0470**-2) Von W. Sonntag. 140 S., 41 s/w-Fotos, 1 Zeichnung, kart. ●

Fit mit Sportschießen
(**2312**-X) Von K. Gabelmann, ca. 112 S., ca. 100 Farbabbildungen, kart. ●●

Fechten
Florett · Degen · Säbel. (**0449**-4) Von E. Beck, 88 S., 185 Fotos, 10 Zeichnungen, kart. ●●

Fit mit Sportabzeichen
(**2307**-7) Von G. Hennige, 104 S., 107 Farbfotos, kart. ●●

Volleyball
Technik · Taktik · Regeln. (**0351**-X) Von H. Huhle, 104 S., 330 Abb., kart. ●

Fit mit Volleyball
(**2302**-2) Von Dr. A. Scherer, 104 S., 27 Farb-und 1 s/w-Foto, 12 Farb- und 29 s/w-Zeichnungen, kart. ●●

Fit mit Fußball
(**2309**-X) Von H. Obermann, P. Walz, 112 S., 47 Farbfotos, 18 Farb- und 25 s/w-Zeichnungen, kart. ●●

Handball
Technik · Taktik · Regeln. (**0426**-5) Von F. und P. Hattig, 128 S., 91 s/w-Fotos, 121 Zeichnungen, kart. ●

Die neue Tennis-Praxis
Der individuelle Weg zu erfolgreichem Spiel. (**4097**-0) Von R. Schönborn, 240 S., 202 Farbzeichnungen, 31 s/w-Abb., Pappband. ●●●●

Tennis
Technik · Taktik · Regeln. (**0375**-7) Von W. u. S. Taferner, 112 S., 81 Abb., kart. ●

Tischtennis-Technik
Der individuelle Weg zu erfolgreichem Spiel. (**0775**-2) Von M. Perger, 144 S., 296 Abb. kart. ●

Badminton
Technik · Taktik · Training. (**0699**-3) Von K. Fuchs, L. Sologub, 168 S., 51 Abb., kart., ●●

Squash
Ausrüstung · Technik · Regeln. (**0539**-3) Von D. von Horn, H.-D. Stüntz, 96 S., 55 s/w-Fotos, 25 Zeichnungen, kart. ●

Fit mit Squash
(**2311**-1) Von P. Langhammer, R. Michna, 96 S., 86 Farbfotos, 13 Farbzeichnungen, kart. ●●

Eishockey
Lauf- und Stocktechnik, Körperspiel, Taktik, Ausrüstung und Regeln. (**0414**-1) Von J. Čapla, 264 S., 548 s/w-Fotos, 163 Zeichnungen, kart. ●●

Golf
Ausrüstung und Technik. (**0343**-9) Von J.C. Jessop, übersetzt von H. Biemer, mit einem Vorwort von H. Krings, Präsident des Deutschen Golf-Verbandes, 96 S., 57 Abb., Anhang Golfregeln des DGV, kart. ●●

Pool-Billard
(**0484**-2) Herausgegeben vom Deutschen Pool-Billard-Bund. Von M. Bach, K.-W. Kühn, 104 S., 64 Abb., kart. ●

Tanzstunde
Das Welttanzprogramm leicht gelernt (**4409**-2) Von G. Hädrich, 164 S., 489 s/w-Fotos, 63 Zeichnungen, Pappband. ●●●

Wir lernen tanzen
Standard- und lateinamerikanische Tänze (**0200**-9) Von E. Fern, 152 S., 119 s/w-Fotos, 47 Zeichnungen, kart. ●

Fit mit Tanzen
(**2303**-0) Von K. Richter, H. Kleinow, 96 S., 102 Farbfotos, kart. ●

Dancing
Moderne Discotänze: mit Mambo und Salsa (**0977**-1) Von B. und F. Weber, 96 S., 207 s/w-Fotos, kart. ●●

Jive
(**5174**-3) Von Peter Wolff, 32 S., 66 Farbfotos, 7 Zeichng., mit Tanzteppich, kartoniert. ●

Cha-Cha-Cha
(**5177**-9) Von Peter Wolff, 32 S., 51 Farbfotos, 10 Zeichnungen, mit Tanzteppich, kartoniert. ●

Foxtrott
(**5172**-7) Von Peter Wolff, 32 S., 55 Farbfotos, 10 Zeichnungen, mit Tanzteppich, kartoniert. ●

Langsamer Walzer
(**5173**-5) Von Wolff, 32 S., 50 Farbfotos, 10 Zeichnungen, mit Tanzteppich, kartoniert. ●

Dirty Dancing
Step by Step leicht gelernt (**0992**-5) Von D. Glück, G. Teusen, 80 S., 140 Farbfotos, kart. ●●

Anmutig und fit durch Bauchtanz
(**0911**-9) Von Marta, 120 S., 229 Farbfotos, 6 s/w-Zeichnungen, kart. ●●

Sporttauchen
Theorie und Praxis des Gerätetauchens (**0647**-0) Von S. Müßig, 144 S., 8 Farbtafeln, 35 s/w-Fotos, 89 Zeichnungen, kart. ●●

Angelfischerei von Aal bis Zander
Fische · Geräte · Technik. (**0324**-2) Von H. Oppel, 72 S., 16 Farbt., 49 s/w-Abb., kart. ●●

Angeln
Kleine Fibel für den Sportfischer. (**0198**-3) Von E. Bondick, 80 S., 4 Farbt., 116 Abb., kart. ●

Falken-Handbuch Angeln
in Binnengewässern und im Meer. (**4090**-3) Von H. Oppel, 344 S., 24 Farbtafeln, 66 s/w-Fotos, 151 Zeichn., gebunden. ●●●●

Funboard-Surfen
Material · Technik · Regatten · Internationale Reviere. (**4297**-3) Von J. Evans, 144 S., 106 Farbfotos, 9 Farbzeichnungen, 68 zweifarbige und 5 s/w-Zeichnungen, kart. ●●●

Fit mit Surfen
(**2317**-3) Von H. Mönster, K.-H. Eden, B. Bohr, 104 S., 110 Farbfotos, 23 s/w-Zeichnungen, kartoniert. ●●

TELESKI
Skigymnastik perfekt (**1037**-0) Von M. Vorderwülbecke, G. Kern, 120 S., 220 Farbfotos, 16 farbige Grafiken, 19 Farbzeichnungen, kartoniert. ●●

Fibel für Kegelfreunde
Sport- und Freizeitkegeln · Bowling (**0191**-6) Von G. Bocsai, 72 S., 62 Abb., kart. ●

Fit mit Kegeln
(**2301**-4) Von G. Gromann, 96 S., 51 Farbfotos, 50 Farb- und 4 s/w-Zeichnungen, kart. ●●

Beliebte und neue Kegelspiele
(**0271**-8) Von H. Regulski, 92 S., 62 Abb., kart. ●

111 spannende Kegelspiele
(**2031**-7) Von H. Regulski, 80 S., 53 Zeichnungen, kart. ●

Schach

Einführung in das Schachspiel
(**0104**-5) Von W. Wollenschläger und K. Colditz, 112 S., 116 Diagramme, kart. ●

Falken-Handbuch Schach
(**4051**-2) Von T. Schuster, 360 S., über 340 Diagramme, gebunden. ●●●●

Spielend Schach lernen
(**2002**-3) Von T. Schuster, 96 S., kart. ●

Kinder- und Jugendschach
Offizielles Lehrbuch des Deutschen Schachbundes zur Erringung der Bauern-, Turm-und Königsdiplome. (**0561**-X) Von B.J. Withuis, H. Pfleger, 144 S., 220 Zeichnungen und Diagramme, kart. ●●

Zug um Zug
Schach für jedermann 1
Offizielles Lehrbuch des Deutschen Schachbundes zur Erringung des Bauerndiploms. (**0648**-9) Von H. Pfleger, E. Kurz, 80 S., 24 s/w- Fotos, 8 Zeichn., 60 Diagramme, kart. ●

FALKEN-Software
Zug um Zug
Schach für jedermann 1
(7015-2) Wendediskette für C 64/C 128 PC,
mit Begleitheft. ●●●*

(7005-1) Wendediskette für Atari ST
520/1040 mit Begleitheft. ●●●●●*

Zug um Zug
Schach für jedermann 2
Offizielles Lehrbuch des Deutschen Schachbundes zur Erringung des Turmdiploms.
(0659-4) Von H. Pfleger, E. Kurz, 128 S.,
7 s/w-Fotos, 13 Zeichnungen, 78 Diagramme, kart. ●

Zug um Zug
Schach für jedermann 3
Offizielles Lehrbuch des Deutschen Schachbundes zur Erringung des Königdiploms.
(0728-0) Von H. Pfleger, G. Treppner, 128 S.,
4 s/w-Fotos, 84 Diagramme, 10 Zeichnungen, kart. ●

Schach für Fortgeschrittene
Taktik und Probleme des Schachspiels
(0219-X) Von R. Teschner, 88 S., 85 Diagramme, kart. ●

Neue Schacheröffnungen
(0478-8) Von T. Schuster 104 S., 100 Diagramme, kart. ●

**Lehr-, Übungs- und Testbuch der Schach-
kombinationen**
(0649-7) Von K. Colditz, 184 S., 227 Diagramme, kart. ●

Erfolgreiche Schachlehre
Eröffnungs- und Mittelspielstrategie
(0991-7) Von D. Bronstein, 254 S., 201 Diagramme, kart. ●

Faszinierendes Schach
(0989-5) Von I. Linder, 285 S., 295 Diagramme, kart. ●●

Die hohe Schule der
Schachkombinationen
(0920-8) Von W. Golz, P. Keres, 272 S.,
322 Diagramme, Pappband. ●●

Schwerfiguren greifen ein
(0979-8) Von J. Damski, 184 S., 244 Diagramme, Pappband. ●●

Sizilianisch siegen
durch die Kunst der Verteidigung
(0990-2) Von M. Taimanow, 160 S.,
124 Diagramme, Pappband. ●●

Schnelle Schachsiege
Das meisterliche Gambitspiel
(1038-9) Von S. Samarian, 28 S., 125 Diagramme, kartoniert. ●

Offizielles Lehrbuch des Deutschen
Schachbundes
Das systematische Schachtraining
Trainingsmethoden, Strategien und Kombi-
nationen. (0857-0) Von Sergiu Samarian,
152 S., 159 Diagramme, 1 Zeichn., kart. ●●

Taktische Schachendspiele
(0752-3) Von J. Nunn, 208 S., 152 Diagramme, kart. ●●

Schachstrategie
Ein Intensivkurs mit Übungen und ausführlichen Lösungen. (0584-9) Von A. Koblenz,
dt. Bearb. von K. Colditz, 212 S., 240 Diagramme, kart. ●

Schachtraining mit den Großmeistern
(0670-5) Von H. Bouwmeester, 128 S., 90
Diagramme, kart. ●●

**Die besten Partien deutscher Schach-
großmeister**
(4121-7) Von H. Pfleger, 192 S., 29 s/w-Fotos,
89 Diagramme, Pappband. ●●●

So denkt ein Schachmeister
Strategische und taktische Analysen.
(0915-1) Von H. Pfleger, G. Treppner, 120 S.,
75 Diagramme, kart. ●●

Schach als Kampf
Meine Spiele und mein Weg. (0729-9) Von
G. Kasparow, 144 S., 95 Diagramme,
9 s/w-Fotos, kart. ●●

Kasparows Schacheröffnungen
(1021-4) Von O. Borik, 136 S., 16 s/w-Fotos,
kartoniert. ●●

Helmut Pflegers
Schachkabinett
Amüsante Aufgaben – überraschende
Lösungen. (0877-5) Von H. Pfleger, 160 S.,
118 Diagramme, kart. ●●

Schach mit dem Computer
(0747-7) Von D. Frickenschmidt, 140 S.,
112 Diagramme, 29 s/w-Fotos, 5 Zeichnungen, kart. ●●

FALKEN-Software
Das komplette Schachprogramm
Spielen, Trainieren, Problemlösen mit dem
Computer. (7006-3) Von J. Egger, Diskette
für C 64, C 128 PC, mit Begleitheft.
●●●●●*

Mensch und Gesundheit

Total verknallt… und keine Ahnung?
Alles über Liebe, Sex und Zärtlichkeit
(1024-9) Von H. Bruckner, R. Rathgeber, 104
S., 38 Abbildungen, kartoniert. ●●

Sinnliche Liebe
Sex und Partnerschaft
(4436-4) Von Dr. A. Stanway, 160 S., 60 vierfarbige Illustrationen, Pappband. ●●●●

Streicheleinheiten für Körper und Seele
Partner Massage
(4444-5) Von Chr. Unseld-Baumanns, 136 S.,
145 Farbfotos, Pappband. ●●●●

Der moderne Ratgeber
Wir werden Eltern
Schwangerschaft · Geburt · Erziehung des
Kleinkindes. (4269-8) Von B. Nees-Delaval,
376 S., 335 2-farbige Abb., Pappband.
●●●●

Wenn Sie ein Kind bekommen
(4003-2) Von U. Klamroth, Dr. med. H. Oster,
240 S., 86 s/w-Fotos, 30 Zeichn., kart. ●●●

Wenn der Mensch zum Vater wird
Ein heiter-besinnlicher Ratgeber
(4259-0) Von D. Zimmer, 160 S., 20 Zeichnungen, Pappband. ●●

Vorbereitung auf die Geburt und
Schwangerschaftsgymnastik
Atmung, Rückbildungsgymnastik.
(0251-3) Von s. Buchholz, 112, S., 98
s/w-Fotos, kart. ●

Yoga für Schwangere
Der Weg zur sanften Geburt
(0777-9) Von V. Bolesta-Hahn, 112 S., 76
zweifarbige Abb., kart. ●●

Die Kunst des Stillens
nach neuesten Erkenntnissen (0701-9) Von
Prof. Dr. med. E. Schmidt, S. Brunn, 112 S.,
20 Fotos und Zeichnungen, kart. ●

Das Babybuch
Pflege · Ernährung · Entwicklung
(0531-8) Von A. Burkert, 96 S., 76 zweifrg.
Zeichn., 22 s/w-Zeichn., kart. ●●

Babyfitness
Massage, Spiele, Gymnastik und Schwimmen für Kinder im 1. Lebensjahr
(1034-6) Von G. Zeiß, 112 S., 179 zweifarbige
Illustrationen, kartoniert. ●●

Wenn Kinder krank werden
Medizinischer Ratgeber für Eltern
(4240-X) Von Dr. med. I.J. Chasnoff, B. Nees-
Delaval, 232 S., 163 Zeichn., Pbd.. ●●●

FALKEN-Software
Ego-Tests
Sich und andere besser erkennen und
verstehen. (7012-8) Diskette für IBM PC
kompatibel (MS DOS) mit Begleitheft.
●●●●●

Bildatlas des menschlichen Körpers
(4177-2) Von G. Pogliani, V. Vannini, 112 S.,
402 Farbabb. 28 s/w-Fotos, Pappband. ●●●

**Das moderne Hausbuch der
Naturheilkunde**
Neueste Erkenntnisse der Ganzheitsmedizin
von Akupressur bis Zelltherapie
(4403-8) Von G. Leibold, 448 S., 263 Farbzeichn., 15 s/w-Fotos, Pappband. ●●●●●

Pillenpreise unverblümt
Rezeptfreie Medikamente:
Medizinische Grundlagen · Wirkungen ·
Risiken · Preisübersicht
(4426-7) Von Dr. rer.nat. K. Mayer, 248 S.,
franz. Broschur. ●●●

Ratgeber Aids
Entstehung, Ansteckung, Krankheitsbilder,
Heilungschancen, Schutzmaßnahmen
(0803-1) Von B. Baartman, Vorwort von
Dr. med. H. Jäger, 112 S., 8 Farbtafeln, 4 Gra-
fiken, kart. ●●

Nahrungsmittelallergien
So ernähren Sie sich richtig!
(0913-5) Von Priv-Doz.Dr.med.Dr.med.habil.
J. von Mayenburg, Prof. Dr. med. Dr. phil. S.
Borelli, E. Polster, 136 S., kart. ●●

Diabetes
Krankheitsbild, Therapie, Kontrollen,
Schwangerschaft, Sport, Urlaub, Alltagspro-
bleme, Neueste Erkenntnisse der Diabetes-
forschung. (0895-3) Von Dr. med. H.J.
Krönke, 120 S., 4 Farbtafeln, 14 s/w-Fotos,
13 s/w-Zeichnungen, kart. ●●

Rheuma und Gicht
Krankheitsbilder, Behandlung, Therapieverfahren, Selbstbehandlung. Richtige Lebensführung und Ernährung. (0712-4) Von Dr. J.
Höder, J. Bandick, 104 S., kart. ●

Asthma
Pseudokrupp, Bronchitis und Lungenemphy-
sem. (0778-7) Von Prof. Dr. med. W.
Schmidt, 120 S., 56 Zeichnungen, kart. ●

Krampfadern
Ursachen, Vorbeugung, Selbstbehandlung,
Therapieverfahren. (0727-2) Von Dr. med. K.
Steffens, 112 S., 38 Abb., kart. ●

Gallenleiden
Krankheitsbilder, Behandlung, Therapieverfahren, Selbstbehandlung. Richtige Lebensführung und Ernährung. (0673-X) Von Dr.
med. K. Steffens, 104 S., 34 Zeichnungen,
kart. ●

Arteriosklerose
Risikofaktoren/Vorbeugung/Therapie
Richtige Ernährung bei erhöhtem Cholesterinspiegel
(1020-6) Von Prof. Dr. med. G. Assmann, Dr.
troph. U. Wahrburg, 192 S., 84 farb. Abb.,
4 s/w-Zeichnungen, kartoniert. ●

Naturkosmetik
Die Grundlagen gesunder und natürlicher
Hautpflege
(1080-X) Von N. E. Haas, 120 S., 63 Farbabb.,
kartoniert. ●●

Gesunde durch altbewährte Kräuter-
rezepte und Hausmittel aus der
Natur-Apotheke
(4156-X) Von G. Leibold, 236 S., 8 Farbtafeln, 100 Zeichnungen, kart. ●●

Heiltees und Kräuter für die Gesundheit
(4123-3) Von G. Leibold, 136 S., 15 Farbtafeln, 16 Zeichnungen, kart. ●●

Fastenkuren
Wege zur gesunden Lebensführung. Rezepte und Tips für die Nachfastenzeit. Kurzfasten · Saftfastenkuren · Fastenschalttage · Heilfasten. **(4248**-5) Von Ha. A. Mehler, H. Keppler, 144 S., 16 s/w-Fotos, 9 Zeichn., Pbd. ●

Die sanfte Art des Heilens
Homöopathie
Praktische Anwendung und Arzneimittellehre
(4418-X) Von J. H. P. Kreuter, 216 S., 49 Zeichnungen, Pappband. ●●●
Massagetechniken und Heilanzeigen
Reflexzonentherapie
(4404-6) Von G. Leibold, 128 S., 53 Farbzeichnungen, Pappband. ●●●
Wetterfühligkeit
Vorbeugen und behandeln
Der Einfluß von Wetter und Klima auf Körper und Psyche
(0998-4) Von Dipl.-Met. H. Trenkle, fachl. Beratung Prof. Dr. V. Faust, 120 S., 8 Farbtafeln, 31 zweifarbige Abbildungen und Tabellen, kartoniert. ●●
Heilatmen
Ein Weg zu Lebenskraft und innerer Harmonie
(1047-8) Von K. Schutt, 112 S., 57 zweifarbige Abb., kartoniert. ●●●
Bewährte Naturheilverfahren bei
Asthma und Bronchitis
(1083-4) Von G. Leibold, 112 S., kartoniert. ●
Kneippkuren zu Hause
(0779-5) Von G. Leibold, 112 S., 25 Zeichnungen, kartoniert. ●
Entspannung und Schmerzlinderung durch
Massage
(0750-7) Von B. Rumpler, K. Schutt, 112 S., 116 zweifarbige Zeichnungen, kart. ●
Besser sehen durch Augentraining
Ein Gesundheitsprogramm zur Verbesserung des Sehvermögens.
(0914-3) Von K. Schutt, B. Rumpler, 96 S., 32 s/w-Zeichnungen, kart. ●
Bewährte Naturheilverfahren bei
Herz-Kreislauf-Erkrankungen
(1084-2) Von Dr. med. O. Wolff, G. Leibold, 104 S., kartoniert. ●
Krebsangst und Krebs behandeln
Mit einem Vorwort von Prof. Dr. med. Friedrich Douwes. **(0839**-2) Von G. Leibold, 104 S., kart. ●
Bewährte Naturheilverfahren bei
Krebs
(1082-6) Hrsg. H.-R. Heiligtag, 88 S., kartoniert ●
Hypnose und Autosuggestion
Methoden · Heilwirkungen · praktische Beispiele. **(0483**-0) Von G. Leibold, 120 S., 9 Illustrationen, kart. ●
Bewährte Naturheilverfahren bei
Migräne und Schlafstörungen
(1081-8) Von G. Leibold, Dr. med. H. Chr. Scheiner, 112 S. kartoniert. ●
Gesunder Schlaf
Schlafstörungen ohne Medikamente erfolgreich behandeln
(1036-2) Von D. H. Alke, 88 S., 22 s/w-Abb., mit Audiokassette, kartoniert. ●●●
Akupunktur zur Eigenbehandlung
(0417-6) Von G. Leibold, 112 S., 78 Abb., kart. ●
Enzyme
Vitalstoffe für die Gesundheit
(0677-2) Von G. Leibold, 96 S., kart. ●
Fußsohlenmassage
Heilanzeigen · Technik · Selbsthilfe
(0714-0) Von G. Leibold, 96 S., 38 Zeichnungen, kart. ●

Rheuma behandeln und lindern
Mit einem Vorwort von Dr. med. Max-Otto-Bruker. **(0836**-8) Von G. Leibold, 96 S., kart. ●
Heilfasten
Entschlacken · Regenerieren · Abnehmen
(0713-2) Von G. Leibold, 96 S., kart. ●
Besser leben durch Fasten
(0841-4) Von G. Leibold, 96 S., kart. ●
Die echte Schroth-Kur
(0797-3) Von Dr. med. R. Schroth, 88 S., 2 s/w-Fotos, kart. ●
Allergien behandeln und lindern
Mit einem Vorwort von Prof. Dr. med. Axel Stemmann.
(0840-6) Von G. Leibold, 96 S., 4 Zeichnungen, kart. ●
Entspannung
(0834-) Von Dr. med. Chr. Schenk, 88 S., 29 Zeichnungen, kart. ●
Erfolg und Lebensfreude durch
Autogenes Training und Psychokybernetik
(1035-4) Von D. H. Alke, 80 S., 2 s/w-Zeichnungen, mit Audiokassette, kartoniert. ●●●
Autogenes-Training
Anwendung · Heilwirkungen · Methoden
(0541-1) Von R. Faller, 112 S., 3 Zeichn., kart. ●
Chinesische Naturheilverfahren
Selbstbehandlung mit bewährten Methoden der physikalischen Therapie. Atemtherapie · Heilgymnastik · Selbstmassage · Vorbeugen · Behandeln · Entspannen.
(4247-7) Von F.T. Lie, 160 S., 292 zweifarbige Zeichnungen, Pappband. ●●●
Chinesisches Schattenboxen
Tai-Ji-Quan
für geistige und körperliche Harmonie
(0850-3) Von F. T. Lie, 120 S., 221 s/w-Fotos, 9 s/w-Zeichnungen, Beilage: 1 s/w-Poster mit zahlreichen Abbildungen, kart. ●●
Fit mit **Tai Chi**
als sanfte Körpererfahrung
(2305-7) Von B. und K. Moegling, 112 S., 121 Farbfotos, 8 Farbzeichnungen, kart. ●●
Yoga
Weg zur Harmonie
(4417-8) Von A. Harf, W. von Rohr, 176 S., 171 Farbfotos, 12 s/w-Zeichnungen, Pbd. ●●●●
Bauch, Taille und Hüfte gezielt formen durch
Aktiv-Yoga
(0709-4) Von K. Zebroff, 112 S., 102 Farbfotos, kart. ●●
Yoga für Jeden
(0341-9) Von K. Zebroff. 156 S., 135 Abb., Spiralbindung. ●
Yoga gegen Haltungsschäden und Rückenschmerzen
(0394-3) Von A. Raab, 104 S., 215 Abb., kart. ●
Chinesische Punktmassage
Akupressur
(4419-4) Von F.T. Lie, 192 S., 332 zweifarbige Abb., Pappband. ●●●
Shiatsu-Massage
Harmonisierung der Energieströme im Körper.
(0615-2) Von G. Leibold, 196 S., 180 Abb., kart. ●●●
Diät bei Darmkrankheiten
Durchfall · Divertikulose, Reizdarm und Darmträgheit · einheimische Sprue (Zöllakie) · Disaccharidasemangel · Dünndarmresektion · Dumping Syndrom. Rezeptteil von B. Zöllner. **(3211**-0) Von Prof. Dr. med. G. Strohmeyer, 88 S., 4 Farbtafeln, kart. ●●

Ballaststoffreiche Kost bei Funktionsstörungen des Darms
Rezeptteil von B. Zöllner.
(3212-9) Von Prof. Dr. med. H. Kasper, 96 S., 34 Farbfotos, 1 s/w-Foto, kart. ●●
Diät bei Krankheiten des Magens und Zwölffingerdarms
Rezeptteil von B. Zöllner, **(3201**-3) Von Prof. Dr. med. H. Kaess, 96 S., 35 Farbfotos, 1 s/w-Zeichnung, kart. ●●
Diät bei Krankheiten der Gallenblase, Leber und Bauchspeicheldrüse
Rezeptteil von B. Zöllner.
(3207-2) Von Prof. Dr. med. H. Kasper, 88 S., 35 Farbfotos, 1 s/w-Zeichnung, kart. ●●
Diät bei Übergewicht
Rezeptteil von B. Zöllner.
(3209-9) Von Prof. Dr. med. Ch. Keller, 104 S., 42 Farbfotos, 3 s/w-Zeichnungen, kart. ●●
Diät bei Gicht und Harnsäuresteinen
Rezeptteil von B. Zöllner.
(3205-6) Von Prof. Dr. med. N. Zöllner, ca. 100 S., ca. 40 Farbtafeln, kart. ●●
Diät bei Herzkrankheiten und Bluthochdruck
Rezeptteil von B. Zöllner. **(3202**-1) Von Prof. Dr. med. H. Rottka, 92 S., 4 Farbtafeln, kart. ●●
Richtige Ernährung wenn man älter wird
Rezeptteil von B. Zöllner. **(3204**-8) Von Prof. Dr. med. H.-J. Pusch. 96 S., 36 Farbfotos und 3 s/w-Zeichnungen, kart. ●●
Diät bei Erkrankungen der Nieren, Harnwege und bei Dialysebehandlung
Rezeptteil von B. Zöllner. **(3203**-X) Von Prof. Dr. med. Dr. h. c. H. J. Sarre und Prof Dr. med. R. Kluthe, 96 S., 33 Farbfotos, 1 s/w-Zeichnung, kart. ●●
Diät bei Zuckerkrankheit
Rezeptteil von B. Zöllner. **(3206**-4) Von Prof. Dr. med. P. Dieterle, 112 S., 42 Farbfotos, 4 vierfarbige Vignetten, 1 s/w-Zeichnung, kart. ●●
Die aktuelle Colesterin-Tabelle
(1088-5) Hersg. von Dr. H. Oberritter, 84 S., 1 zweifarbige Grafiken, kartoniert. ●
Kochen für Diabetiker
Gesund und schmackhaft für die ganze Familie. **(4132**-2) Von M. Toeller, W. Schumacher, A. C. Groote, 224 S., 109 Farbfotos, 94 Zeichnungen, Pappband. ●●
Neue Rezepte für **Diabetiker-Diät**
Vollwertig - abwechslungsreich - kalorienarm. **(0418**-4) Von M. Oehlrich, 96 S., 8 Farbtafeln, kart. ●
Diät bei Störungen des Fettstoffwechsels und zur Vorbeugung der Arteriosklerose
Rezeptteil von B. Zöllner. **(3208**-0) Von Prof. Dr. med. G. Wolfram. ca. 100 S., ca. 40 Farbfotos, kartoniert. ●●

Garten und Tiere

Garten heute
Der moderne Ratgeber · Über 1000 Farbbilder. **(4283**-3) Von H. Jantra, 384 S., über 1000 Farbabb., Pappband. ●●●●
Blütenpracht in Haus und Garten
Der große praktische Ratgeber mit über 1000 farbigen Abb.
(4145-4) Von M. Haberer, u.a. 352 S., 1012 Farbfotos, Pbd. ●●●●
1000 ganz bewährte Garten-Tips
(4453-4) Von H. Jantra, 320 S., 288 zweifarbige und 62 s/w-Zeichnungen, Pappband. ●●●

Blütenpracht aus winterharten Blumenzwiebeln
(0772-8) Von H. Lass, 112 S., 120 Farbfotos und Zeichungen, kart. ●●

Erfolgstips für den Obstgarten
Gesunde Früchte durch richtige Sortenwahl und Pflege.
(0827-9) Von F. Mühl, 184 S., 16 Farbtafeln, 33 Zeichnungen, kart. ●●

Erfolgstips für den Gemüsegarten
Mit naturgemäßem Anbau zu höherem Ertrag. (0674-8) Von F. Mühl, 80 S., 30 s/w-Fotos, 4 Zeichnungen, kart. ●

Mischkultur im Nutzgarten
Mit Jahreskalender und Anbauplänen
(0651-9) Von H. Oppel, 112 S., 8 Farbtafeln, 23 s/w-Fotos, 29 Zeichnungen, kart. ●

Der richtige Schnitt von Obst- und Ziergehölzen, Rosen und Hecken
(0619-5) Von E. Zettl, 88 S., 8 Farbtafeln, 39 Zeichnungen, 21 s/w-Fotos, kart. ●

Gesunde Zierpflanzen im Garten
Krankheiten erkennen und behandeln
Mit neuem Diagnose-System
(4429-1) Von Prof. Dr. G. Stelzer, 208 S., 456 Farbfotos, 5 s/w- und 5 Farbzeichnungen, Pappband. ●●●●

Erfolgstips für den Ziergarten
Schmuckpflanzen und Rasen richtig pflegen
(0930-2) Von F. Mühl, 156 S., 12 Farbtafeln, 26 s/w-Zeichnungen, kart. ●●

Erfolgreich gärtnern mit Frühbeet und Folie
(0828-7) Von Dr. Gustav Schoser, 88 S., 8 Farbtafeln, 46 s/w-Fotos, kart. ●

Das Bio-Gartenjahr
Arbeitsplan für naturgemäßes Gärtnern
(4169-1) Von N. Jorek, 128 S., 8 Farbtafeln, 70 s/w-Abb., kart. ●●

Erfolgreich gärtnern
durch naturgemäßen Anbau
(4252-3) Von I. Gabriel, 416 S., 176 Farbfotos, 212 Farbzeichnungen, Pappband. ●●●

Leben im Naturgarten
Der Biogärtner und seine gesunde Umwelt
(4124-1) Von N. Jorek, 128 S., 68 s/w-Fotos, kart. ●●

Aktion Garten ohne Gift
Gesunde Umwelt durch natürlichen Pflanzenschutz
Ein Praxis-Handbuch von E. Hoplitschek u. B.M. Tegethoff. (4425-9) 176 S., 250 Farbfotos, 36 Farb- und 29 s/w-Zeichn., Pbd. ●

So wird mein Garten zum Biogarten
Alles über die Umstellung auf naturgemäßen Anbau.
(0706-X) Von I. Gabriel, 128 S., 73 Farbfotos, 54 Farbzeichnungen, kart. ●●

Neuanlage eines Biogartens
Planung, Bodenvorbereitung, Gestaltung
(0721-3) Von I. Gabriel, 128 S., 73 Farbfotos, 39 Zeichnungen, kart. ●●

Gesunde Pflanzen im Biogarten
Biologische Maßnahmen bei Schädlingsbefall und Pflanzenkrankheiten.
(0707-8) Von I. Gabriel, 128 S., 126 Farbfotos, kart. ●●

Obst und Beeren im Biogarten
Gesunde und schmackhafte Früchte durch natürlichen Anbau. (0780-9) Von I. Gabriel, 128 S., 109 Farbabb., kart. ●●

Gemüse im Biogarten
Gesunde Ernte durch natürlichen Anbau
(0830-9) Von I. Gabriel, 128 S., 26 Farbfotos, 86 Farbzeichnungen, kart. ●●

Kräuter und Heilpflanzen im Biogarten
Gesunde Ernte durch natürlichen Anbau
(0929-1) Von I. Gabriel, 112 S., 63 Farbfotos, 19 Farbzeichnungen, kart. ●●

Der biologische Zier- und Wohngarten
Planen, Vorbereiten, Bepflanzen und Pflegen
(0748-5) Von I. Gabriel, 128 S., 72 Farbfotos, 46 Farbzeichnungen, kart. ●●

Kosmische Einflüsse auf unsere Gartenpflanzen
Sterne beeinflussen Wachstum und Gesundheit der Pflanzen. (0708-6) Von I. Gabriel, 112 S., 100 Farbabb., kart. ●●

Natürlich gärtnern unter Glas und Folie
Anbauen und ernten rund ums Jahr.
(0722-1) Von I. Gabriel, 128 S., 107 Farbabb., kart. ●●

Speisepilze aus eigener Zucht
Anbau · Pflege · Zubereitung
(0909-7) Von U. Groos, 72 S., 8 Farbtafeln, 16 s/w-Zeichnungen, kart. ●

Dekorative Kübelpflanzen
Auswahl und Pflege
(1074-7) Von H. Jantra, 112 S., ca. 180 Farbfotos, 35 Farbzeichnungen, kartoniert. ●●

Blütenpracht auf Balkon und Terrasse
(0928-3) Von M. Haberer, 88 S., 139 Farbfotos, kart. ●●

Gemüse, Kräuter, Obst aus dem Balkongarten
- Erfolgreich ernten auf kleinstem Raum
(0694-2) Von S. Stein, 32 S., 34 Farbfotos, 6 Zeichnungen, Spiralbindung, kart. ●

Grabgestaltung
Bepflanzung und Pflege zu jeder Jahreszeit
(5120-4) Von N. Uhl, 64 S., 77 Farbfotos, 2 Farbzeichnungen, Pappband. ●

Kleingärten
Planen · Anlegen · Pflegen
(1015-X) Von H. Jantra, 88 S., 123 Farbfotos, 1 s/w-Foto, 14 Farbzeichnungen, kart. ●●

Reihenhausgärten
Planen · Anlegen · Pflegen
(1016-8) Von H. Jantra, 104 S., 134 Farbfotos, 45 Farbzeichnungen, kart. ●●

Steingärten Wirkungsvoll gestalten und sachgerecht pflegen
(4452-6) Von A. Throll-Keller, 128 S., 203 Farbfotos, 56 Farbzeichnungen, Pappband. ●●

Gartenteiche, Tümpel und Weiher
naturnah anlegen und pflegen
(1073-7) Von Dr. F. Liedl, H. Goos, 80 S., ca. 60 Farbfotos, ca. 40 Farbzeichnungen, kartoniert. ●●

Wasser im Garten
Von der Vogeltränke zum Naturteich - Natürliche Lebensräume selbst gestalten.
(4230-2) Von H. Hendel, P. Keßeler, 240 S., 315 Farbabb., 11 s/w-Fotos, Pappband. ●●●●●

Mein kleiner Gartenteich
planen – anlegen – pflegen
(0851-1) Von I. Polascheck, 144 S., 108 Farbabb., 6 s/w-Zeichnungen, kart. ●●

Häuser in lebendigem Grün
Fassaden und Dächer mit Pflanzen gestalten
(0846-5) Von U. Mehl, K. Werk, 88 S., 116 Farbfotos, 4 Farb-und 17 s/w-Zeichn., kart. ●●

Wintergärten
Das Erlebnis, mit der Natur zu wohnen
Planen, Bauen und Gestalten.
(4256-6) Von LOG ID, 136 S., 130 Farbfotos, 107 Zeichnungen, Pappband. ●●●●
Rund ums Jahr erfolgreich gärtnern

Gewächshäuser
planen · bauen · einrichten · nutzen
(4408-9) Von Dr. G. Schoser, J. Wolff, 232 S., 368 Farbabb., 5 s/w-Fotos, Pappband. ●●●●●

Ziergräser
Über 100 Arten erfolgreich kultivieren
(0829-5) Von H. Jantra, 104 S., 73 Farbfotos, 6 Farbzeichnungen, kart. ●●

Das moderne Handbuch **Zimmerpflanzen**
(4416-X) Von H. Jantra, 304 S., 766 Farbfotos, 64 Farb-und 19 s/w-Zeichn., Pappband. ●●●●

365 Erfolgstips für schöne Zimmerpflanzen
(0893-7) Von H. Jantra, 144 S., 215 Farbfotos, kart. ●●

Prof. Stelzers grüne Sprechstunde
Gesunde Zimmerpflanzen
Krankheiten erkennen und behandeln ·
Mit neuem Diagnosesystem.
(4274-4) Von Prof. Dr. G. Stelzer, 192 S., 410 Farbfotos, 10 s/w-Zeichnungen, Pappband. ●●●●

Hydrokultur
Pflanzen ohne Erde - mühelos gepflegt
(0944-5) Von H.-A. Rotter, 144 S., 167 Farbfotos, 13 Farbzeichnungen, kart. ●●

Zimmerpflanzen in Hydrokultur
Leitfaden für problemlose Blumenpflege
(0660-8) Von H.-A. Rotter, 32 S., 76 Farbfotos, 8 farbige Zeichn., Pappband. ●

Zimmerbäume, Palmen und andere Blattpflanzen
Standort, Pflege, Vermehrung, Schädlinge
(5111-5) Von G. Schoser, 96 S., 98 Farbfotos, 7 Zeichnungen, Pappband. ●●

Bonsai Japanische Miniaturbäume und Miniaturlandschaften. Anzucht, Gestaltung und Pflege.
(4091-1) Von B. Lesniewicz, 160 S., 106 Farbfotos, 46 s/w-Fotos, 115 Zeichnungen, gebunden. ●●●●●

Keime, Sprossen, Küchenkräuter
am Fenster ziehen - rund ums Jahr
(0658-6) Von F. und H. Jantzen, 32 S., 55 Farbfotos, Pappband. ●

Falken-Handbuch **Orchideen**
Lebensraum, Kultur, Anzucht und Pflege.
(4231-0) Von G. Schoser, 144 S., 121 Farbfotos, 28 Farbzeichnungen, Pappband. ●●●

Fibel für Kakteenfreunde
(0199-1) Von H. Herold, 102 S., 23 Farbfotos, 37 s/w-Abb., kart. ●

Kakteen und andere Sukkulenten
300 Arten mit über 500 Farbfotos
(4116-0) Von G. Andersohn, 316 S., 520 Farbfotos, 193 Zeichnungen, Pappband. ●●●●

Grzimek Juniors **BUNTE TIERWELT**
(4295-7) Von Chr. Grzimek, 208 S., 308 Farbfotos, Pappband. ●●●●

Falken-Handbuch **Hunde**
(4118-7) Von H. Bielfeld, 176 S., 222 Farbund 73 s/w-Abb., Pappband. ●●●●

Das neue Hundebuch
Rassen · Aufzucht · Pflege
(0009-X) Von W. Busack, überarbeitet von Dr. med. vet. A. H. Hacker und H. Bielfeld, 112 S., 8 Farbt., 27 s/w-Fotos, 6 Zeichn., kart. ●●

Hundeausbildung
Verhalten - Gehorsam - Ausbildung
(0346-3) Von Dr. R. Menzel, 88 S., 19 Fotos, kart. ●

Grundausbildung für Gebrauchshunde
Schäferhund, Boxer, Rottweiler, Dobermann, Riesenschnauzer, Airedaleterrier, Hovawart und Bouvier.
(0801-5) Von M. Schmidt und W. Koch, 104 S., 8 Farbtafeln, 51 s/w-Fotos, 5 s/w-Zeichnungen, kart. ●●

Der Hund in der Familie
(1014-1) Von J. Werner, 128 S., 106 Farbfotos, kartoniert. ●●

Der Deutsche Schäferhund
Aufzucht, Pflege und Ausbildung.
(0073-1) Von A. Hacker, 104 S., 56 Abb., kart. ●

Alles über junge Hunde
(0863-5) Von Dr. med. vet. E.M. Bartenschlager, 64 S., 49 Farbfotos, 6 Zeichnungen, kart. ●

Richtige Hundeernährung
(0811-2) Von Dr. med. vet. E.M. Bartenschlager, 80 S., 51 Farbfotos, 4 Farbzeich., kart. ●

Hundekrankheiten
(1077-X) Von Dr. med. vet. R. Spangenberg, 96 S., 44 Farb- und 1 s/w-Foto, 22 Farbzeichnungen, kartoniert. ●●

Falken-Handbuch Katzen
(4158-6) Von B. Gerber, 176 S., 294 Farb- und 88 s/w-Fotos, Pappband. ●●●●

Das neue Katzenbuch
Rassen · Aufzucht · Pflege.
(0427-3) Von B. Eilert-Overbeck, 120 S., 14 Farbfotos, 26 s/w-Fotos, kart. ●

Junge Katzen
(0862-7) Von Dr. med. vet. E.M. Bartenschlager, 72 S., 40 Farbf., 4 Farbzeich., kart. ●

Falken-Handbuch Pferde
(4186-1) Von H. Werner, 176 S., 196 Farb- und 50 s/w-Fotos, 100 Zeichn., Pappband. ●●●●

Reiten im Bild
(0415-X) Von H. Werner, 128 S., 142 Farbfotos, 107 Farbzeichng., kartoniert. ●●

Der Hobby-Imker
(0978-X) Von Dr. R.F.A. Moritz, 144 S., 106 zweifarbige Zeichnungen, kart. ●●

Geflügelhaltung als Hobby
(0749-3) Von M. Baumeister, H. Meyer, 184 S., 8 Farbtafeln, 47 s/w-Fotos, 15 zweif. Zeichnungen, kart. ●●

Sittiche und kleine Papageien
(0864-3) Von Dr. med. vet. E.M. Bartenschlager, 88 S., 84 Farbfotos, 9 Zeichnungen, kart. ●

Alles über **Kanarienvögel**
(0901-1) Von H. Schnoor, 64 S., 58 Farbfotos und Zeichnungen, kartoniert. ●

Die Tiersprechstunde
Artgerechte Vogelfütterung im Winter
(0908-9) Von Dr. W. Keil, 64 S., 51 Farbfotos und Zeichnungen, kartoniert. ●

Papageien und Sittiche
Arten · Pflege · Sprechunterricht
(0591-1) Von H. Bielfeld, 112 S., 8 Farbtafeln, kart. ●

Süßwasser-Aquarium
(4191-8) Von H. J. Mayland, 288 S., 564 Farbfotos, 75 Zeichnungen, Pappband. ●●●●

Das Süßwasser-Aquarium
Einrichtung · Pflege · Fische · Pflanzen
(0153-3) Von H. J. Mayland, 152 S., 16 Farbtafeln, 43 s/w-Zeichnungen, kart. ●●

Die Tiersprechstunde
Gesunde Fische im Süßwasseraquarium
(1013-3) Von H. J. Mayland, 96 S., 73 Farbfotos, 10 Zeichng., kartoniert. ●

Tiere im Wassergarten
(0808-2) Von Dr. med. vet. E.M. Bartenschlager, 96 S., 84 Farbf., 7 Zeichn., kart. ●

Die Tiersprechstunde
Alles über Zwerg- und Goldhamster
(1012-5) Von M. Mettler, 96 S., 96 Farbfotos, kartoniert. ●

Alles über Meerschweinchen
(0809-0) Von Dr. med. vet. E.M. Bartenschlager, 72 S., 43 Farbf., 11 Farbzeich., kart. ●

Alle über Igel in Natur und Haus
(0810-4) Von Dr. med. vet. E.M. Bartenschlager, 68 S., 51 Farbfotos, kart. ●

Falken-Handbuch Umweltschutz
Das Öko-Testbuch zur Eigeninitiative.
(4160-8) Von M. Häfner, 352 S., 411 Farbf., 152 Farbzeichnungen, Pappband. ●●●●

Rat und Wissen

Traumreisen
Unterwegs auf den schönsten Straßen der Welt
(4468-2) Von T. Pehle, 192 S., 312 Farbfotos, 12 Übersichtskarten, Pappband. ●●●●

Vom Morgenland ins Reich der Abendgöttin
Lebensbilder aus dem Nahen und Fernen Osten
(4449-6) Von J. Schneider, H. Schoen, 160 S., 266 Farbfotos, 1 farbige Karte, Pappband. ●●●●

Keinen Mann um jeden Preis
Das neue Selbstverständnis der Frau in der Partnerbeziehung
(4440-2) Von Shere Hite, Kate Colleran, 208 S., Pappband. ●●●

Haushaltstips praktisch und umweltfreundlich
(1046-X) Von K. Winkell, 96 S., 36 Zeichnungen, kartoniert. ●

Umgangsformen heute
Die Empfehlungen des Fachausschusses für Umgangsformen (4015-6) 252 S., 108 s/w-Fotos, 17 Zeichnungen, Pappband. ●●●

Benehmen bei Tisch
(0988-7) Von I. Cording, 80 S., 90 Farbfotos, 5 s/w-Zeichnungen, kart. ●●

Der gute Ton
in Gesellschaft und Beruf
(0063-4) Von I. Wolter, 80 S., 42 s/w-Fotos, 7 Zeichnungen, kartoniert. ●

Familienforschung · Ahnentafel · Wappenkunde
Wege zur eigenen Familienchronik
(0744-2) Von P. Bahn, 128 S., 8 Farbtafeln, 30 Abbildungen, kart. ●●

Wie soll es heißen?
(0211-4) Von D. Köhr, 136 S., kart. ●

Die Silberhochzeit
Vorbereitung · Einladung · Geschenkvorschläge · Dekoration · Festablauf · Menüs · Reden · Glückwünsche. (0542-3) Von K.F. Merkle, 112 S., 41 Zeichnungen, kart. ●

Wir feiern Hochzeit
Phantasievolle und moderne Festgestaltung
(0943-7) Von H.J. Winkler, 112 S., kart. ●

Wir heiraten
Ratgeber zur Vorbereitung und Festgestaltung der Verlobung und Hochzeit. (4188-8) Von C. Poensgen, 216 S., 8 s/w-Fotos, 30 s/w-Zeichn., 8 Farbt., Pappband. ●●●

Von der Verlobung zur Goldenen Hochzeit
(0393-5) Von E. Ruge, 112 S., kart. ●

Hochzeits- und Bierzeitungen
Muster, Tips und Anregungen. (0288-2) Von H.-J. Winkler, mit vielen Text- und Gestaltungsanregungen, 116 S., 15 Abb., 1 Musterzeitung, kart. ●

Moderne Korrespondenz
Handbuch für erfolgreiche Briefe
(4014-8) Von H. Kirst und W. Manekeller, 544 S., Pappband. ●●●●

Der richtige Brief
zu jedem Anlaß
Das moderne Handbuch mit 400 Musterbriefen
(4179-9) Von H. Kirst, 376 S., Pappband. ●●●

Musterbriefe
für alle Gelegenheiten. (0231-9) Hrsg. von O. Fuhrmann, 240 S., kart. ●

Privatbriefe
Muster für alle Gelegenheiten. (0114-2) Von I. Wolter-Rosendorf, 112 S., kart. ●

Der neue Briefsteller
Musterbriefe für alle Gelegenheiten.
(0060-X) Von I. Wolter-Rosendorf, 96 S., kart. ●

Erfolgstips für den Schriftverkehr
Briefgestaltung · Rechtschreibung · Zeichensetzung · Stil. (0678-0) Von U. Schoenwald, 112 S., kart. ●

Geschäftliche Briefe
des Privatmanns, Handwerkers, Kaufmanns
(0041-3) Von A. Römer, 124 S., kart. ●

Behördenkorrespondenz
Musterbriefe · Anträge · Einsprüche
(0412-5) Von E. Ruge, 112 S., kart. ●

FALKEN-Software
TEXAD
Das komfortable Korrespondenzprogramm für den privaten und geschäftlichen Bereich
(7017-9) 2 Disketten für IBM-PC + Kompatible, 5 1/4'', mit Begleitheft, Einführungspreis: **DM 198,–***, S 1980,–*, SFr 193,50 bis 11.10.1990, danach **DM 258,–***, S 2580,–*, SFr 251,70.
(7048-9) Diskette 3 1/2'', mit Handbuch.
●●●●●*
(7049-7) Demo-Version 5 1/4'', o. Handbuch. ●●*
(7050-0) Demo-Version 3 1/2'', o. Handbuch. ●●*

Worte und Briefe der Anteilnahme
(0464-8) Von E. Ruge, 96 S., mit vielen Abb., kart. ●

Briefe zu Geburt und Taufe
Glückwünsche und Danksagungen. (0802-3) Von H. Beitz, 96 S., 12 Zeichnungen, kart. ●

Briefe zum Geburtstag
Glückwünsche und Danksagungen. (0822-8) Von H. Beitz, 104 S., 22 Zeichnungen, kart. ●

Briefe der Liebe
Anregungen für gefühlvolle und zärtliche Worte. (0903-8) Hrsg. von H. Beitz, 96 S., 4 Zeichnungen, kart. ●

Briefe zur Hochzeit
Glückwünsche und Danksagungen
(0852-X) Von R. Röngen, 96 S., 1 Zeichnung, 39 Vignetten, kart. ●

Reden und Ansprachen
für jeden Anlaß. (4009-1) Hrsg. von F. Sicker, 454 S., gebunden. ●●●●

Die Kunst der freien Rede
Ein Intensivkurs mit vielen Übungen, Beispielen und Lösungen.
(4189-6) Von G. Hirsch, 232 S., 11 Zeichnungen, Pappband. ●●●

Die überzeugende Rede
Mehr Erfolg durch bessere Rhetorik
(0076-7) Von K. Wolter, G. Kunz, 96 S., kart. ●

Festreden und Vereinsreden
Muster für alle Gelegenheiten
(0069-3) Von K. Lehnhoff, E. Ruge, 96 S., kart. ●

Trinksprüche, Gästebuchverse, Richtsprüche
(0224-6) Von D. Kellermann, 96 S., kart. ●

Trinksprüche
Fest- und Damenreden in Reimen
(0791-4) Von L. Metzner, 96 S., 14 s/w-Zeichnungen, kart. ●

Glückwünsche, Toasts und Festreden zur Hochzeit
(0264-5) Von I. Wolter, 112 S., 18 Zeichnungen, kart. ●

Reden zur Taufe, Kommunion und Konfirmation
(0751-5) Von G. Georg, 96 S., kart. ●

Reden zur Hochzeit
Musteransprachen für Hochzeitstage
(0654-3) Von G. Georg, 112 S., kart. ●

Reden zu Familienfesten
Musteransprachen für viele Gelegenheiten
(0675-6) Von G. Georg, 112 S., kart. ●

Reden zum Geburtstag
Musteransprachen für familiäre und offizielle
Anlässe. (0773-6) Von G. Georg, 96 S., kart.
●

Reden im Verein
Musteransprachen für viele Gelegenheiten
(0703-5) Von G. Georg, 112 S., kart. ●

Reden zum Jubiläum
Musteransprachen für viele Gelegenheiten
(0595-4) Von G. Georg, 112 S., kart. ●

**Reden und Sprüche zu Grundstein-
legung, Richtfest und Einzug**
(0598-0) Von A. Bruder, G. Georg, 96 S.,
kart. ●

Reden zum Ruhestand
Musteransprachen zum Abschluß des Berufs-
lebens (0790-6) Von G. Georg, 104 S., kart. ●

Neue Glückwunschfibel
für groß und klein. (0156-8) Von R. Christian-
Hildebrandt, 96 S., 13 Vignetten, kart. ●

Großes Buch der Glückwünsche
(0255-6) Hrsg. von O. Fuhrmann, 176 S.,
77 Zeichnungen und viele Gestaltungsvorschläge, kart. ●●

Herzliche Glückwünsche!
Die schönsten Gedichte und Texte für viele
Gelegenheiten. (0942-9) Hrsg. Von B.H. Bull,
256 S., 50 Zeichnungen, Pappband. ●●

Der Verseschmied
Kleiner Leitfaden für Hobbydichter. Mit
Reimlexikon. (0597-0) Von T. Parisius, 96 S.,
28 Zeichnungen, kart. ●

Verse fürs Poesiealbum
(0241-6) Von I. Wolter, 96 S., 20 Abb., kart.
●

Rosen, Tulpen, Nelken…
Beliebte Verse fürs Poesiealbum
(0431-1) Von W. Pröve, 96 S., 11 Faksimile-
Abb., kart. ●

**Kindergedichte zur grünen, silbernen
und goldenen Hochzeit**
(0318-8) Von H.-J. Winkler, 104 S., 20 Abb.,
kart. ●

Glückwunschverse für Kinder
(0277-7) Von B. Ulrici, 80 S., kart. ●

Kindergedichte für Familienfeste
(0860-0) Von B.H. Bull, 96 S., 20 Zeichnungen, kart. ●

Kindergedichte rund ums Jahr
(1040-0) Von A. Schweiggert, 80 S., 49
Zeichnungen, 6 Vignetten, kartoniert. ●

Ins Gästebuch geschrieben
(0576-8) Von K.H. Trabeck, 96 S., 24 Zeichnungen, kart. ●

**Die schönsten Wander- und
Fahrtenlieder**
(0462-1) Hrsg. Von F.R. Miller, empfohlen
vom Deutschen Sängerbund, 80 S., mit
Noten und Zeichnungen, kart. ●

Die schönsten Volkslieder
(0432-X) Hrsg. Von D. Walther, 128 S., mit
Noten und Zeichnungen, kart. ●

**Erziehungsgeld, Mutterschutz,
Erziehungsurlaub**
Das neue Recht für Eltern
(0835-X) Von J. Grönert, 144 S., kart. ●

Liebe ja – Ehe nein
Die nichteheliche Lebensgemeinschaft
(1071-0) Von T. Drewes, 104 S., 8 s/w-Zeich-
nungen, kartoniert. ●

Scheidung und Unterhalt
nach dem neuen Eherecht. (0403-6) Von T.
Drewes, 112 S., mit Kosten und Unterhalts-
tabellen, kart. ●

Was heißt hier minderjährig?
(0765-5) Von R. Rathgeber, C. Rummel, 148
S., 50 Fotos, 25 Zeichnungen, kart. ●●

Testament und Erbschaft
Erbfolge, Rechte und Pflichten der Erben,
Erbschafts-und Schenkungssteuer, Muster-
testamente. (4139-X) Von T. Drewes, R. Hol-
lender, 304 S., Pappband. ●●●

Erbrecht und Testament
Mit Erläuterungen des Erbschaftssteuer-
gesetzes von 1974. (0046-4) Von Dr. jur. H.
Wandrey, 124 S., kart. ●

Der letzte Wille
Ratgeber für Erblasser, Erben und Hinter-
bliebene in Rechts-, Versorgungs- und Steu-
erfragen
(0939-9) Von T. Drewes, 136 S., 9 s/w-Zeich-
nungen, kart. ●●

Mietrecht
Leitfaden für Mieter und Vermieter
(0479-6) Von J. Beuthner, 196 S., kart. ●●

Präzise Ratschläge für **Ihre optimale Rente**
Vorbereitung · Berechnungsgrundlagen · Ge-
setzesänderungen · Individuelle Rechenbei-
spiele. (0806-6) Von K. Möcks, 96 S., 24 For-
mulare, 1 Graphik, kart. ●

Das große farbige Kinderlexikon
(4195-0) Von U. Kopp, 320 S., 493 Farbabb.
17 s/w-Fotos, Pappband. ●●●

Gitarre spielen
Ein Grundkurs für den Selbstunterricht
(0534-2) Von A. Roßmann, 96 S., 1 Schallfo-
lie, 150 Zeichnungen, kart. ●●●

So leicht man leicht und schnell
Maschinenschreiben
Lehrbuch für Schulen, Lehrgänge und Selbstunterricht. (0568-7) Von M. Kempkes, 112 S.,
48 Zeichnungen, kart. ●●

FALKEN-Software
Maschinenschreiben
In 10 Tagen spielend gelernt. Von Unterichts-
medien Hoppius. (7008-X) Diskette für den
C 64 und C 128 PC ●●●●*

FALKEN-Software
**Maschinenschreiben und Tastatur-
training für Computer**
(7009-8) Von B. Hoppius, Diskette 5 1/4'' u.
3 1/2'' für IBM PC + Kompatible, mit Begleitheft. ●●●●●*

Maschinenschreiben im Selbstunterricht
(0170-3) Von A. Fonfara, 88 S., kart. ●

Buchführung leicht gemacht
Ein methodischer Grundkurs für den Selbst-
unterricht. (4238-1) Von D. Machenheimer,
R. Kersten, 252 S., Pappband. ●●●

Buchführung leicht gefaßt
Für Handwerker, Gewerbetreibende und frei-
beruflich Tätige. (0127-4) Von R. Pohl. 104
S., kart. ●

Stenografie leicht gelernt
im Kursus oder Selbstunterricht
(0266-1) Von H. Schulen, 128 S., kart. ●

**Erfolgreiche Bewerbung um einen Aus-
bildungsplatz**
(0715-9) Von H. Friedrich, 128 S., kart. ●

Bewerbungsstrategien
Erfolgreiche Konzepte für Karrierebewußte
(1027-3) Von Dr. W. Reichel, 128 S., kartoniert. ●●

Die Bewerbung
Der moderne Ratgeber für Bewerbungsbriefe, Lebenslauf und Vorstellungsgespräche. (4138-1) Von W. Manekeller, 264 S.,
Pappband. ●●

Lebenslauf und Bewerbung
Beispiele für Inhalt, Form und Aufbau
(0428-1) Von H. Friedrich, 112 S., kart. ●

Die erfolgreiche Bewerbung
Bewerbung und Vorstellung. (0173-8) Von W.
Manekeller, U. Schoenwald, 144 S., kart. ●●

**Erfolgreiche Bewerbungsbriefe und
Bewerbungsformen**
(0138-X) Von W. Manekeller, U. Schoenwald,
88 S., kart. ●

**Die Handschrift als Spiegel des Charakters
Graphologie**
(1025-7) Von Dr. W. Busch, 104 S., 87 Schrift-
proben, kartoniert. ●

Vorstellungsgespräche
sicher und erfolgreich führen. (0636-5) Von
H. Friedrich, 144 S., kart. ●

Keine Angst vor Einstellungstests
Ein Ratgeber für Bewerber. (0793-6) Von Ch.
Titze. 120 S., 67 Zeichnungen, kart. ●

FALKEN-Software
Einstellungstests
(7013-6) Von B. Hoppius, Wendediskette für
C 64/C 128 PC, mit Begleitheft, ●●●●*

Die ersten Tage am neuen Arbeitsplatz
Ratschläge für den richtigen Umgang mit
Kollegen und Vorgesetzten
(0855-4) Von H. Friedrich, 104 S., kart. ●

Zeugnisse im Beruf
richtig schreiben, richtig verstehen
(0544-X) Von H. Friedrich, 112 S., kart. ●

So werde ich erfolgreich
Ratschläge und Tips für Beruf und Privat-
leben. (0918-6) Von H. Hans, 104 S., kart.
●●

Wege zum Börsenerfolg
Aktien · Anleihen · Optionen
(4275-2) Von H. Krause, 252 S., 4 s/w-Fotos,
86 Zeichnungen, Pappband. ●●●

FALKEN-Software
Börsenfieber
Spielend spekulieren mit Geld und Aktien
(7016-0) IBM PC und Kompatible, Diskette
5 1/4'', mit Begleitheft, ●●●●●*

Konvertierungen:
(7026-8) für C 64/C 128 PC, mit Begleitheft
(7027-6) für Atari ST 520/1040, mit Begleitheft
(7028-4) für Amiga, mit Begleitheft
(7044-0) für IBM PC + Kompatible, Diskette
3 1/2'', mit Begleitheft

Schülerlexikon der Mathematik
Formeln, Übungen und Begriffserklärungen
für die Klassen 5 –10. (0430-3) Von R. Müller, 176 S., 96 Zeichnungen, kart. ●

Mathematik verständlich
Zahlenbereiche Mengenlehre, Algebra,
Geometrie, Wahrscheinlichkeitsrechnung,
Kaufmännisches Rechnen. (4135-7) Von
R. Müller, 652 S., 10 s/w- und 109 Farbfotos,
802 Farbabb. und 79 s/w-Zeichnungen, über
2500 Beispiele und Übungen mit Lösungen,
Pappband. ●●●●●

Mehr Erfolg in der Schule **Mathematik 1**
Arithmetik und Algebra
Übungen, Beispiele und Lösungen für die
Klasse 5 bis 10
(4420-8) Von R. Müller-Fonfara, 256 S.,
193 Zeichn., 2 s/w-Fotos, Pappband. ●●●

Mathematik 2
Geometrie, Statistik, Wahrscheinlichkeitsrechnung und kaufmännisches Rechnen
(4456-9) Von R. Müller-Fonfara, W. Scholl,
256 S., 6 s/w-Fotos, 304 Zeichnungen, Pappband. ●●●

**Mathematische Formeln für Schule und
Beruf**
Mit Beispielen und Erklärungen. (0499-0)
Von R. Müller-Fonfara, 156 S., 210 Zeichnun-
gen, kart. ●

Rechnen aufgefrischt für Schule und Beruf.
(0100-2) Von H. Rausch, 144 S., kart. ●

FALKEN-Software
Wirtschaftsrechnen in Beruf und Alltag
(7037-3) Diskette für IBM-PC und Kompatible, mit Begleitheft. ●●●●●*

Physik verständlich
Förderkurs für die Klassen 7 bis 10
(0926-7) Von Dr. Th. Neubert, 136 S., 146 s/w-Zeichnungen, 166 Aufgaben, kart. ●●

Richtige Groß- und Kleinschreibung
durch neue, vereinfachte Regeln. Erläuterungen der Zweifelsfragen anhand vieler Beispiele. **(0897-X)** Von Prof. Dr. Ch. Stetter, 96 S., kart. ●

Gutes Deutsch schreiben und sprechen
(4432-1) Von W. Manekeller, Dr. G. Reinert-Schneider, 416 S., durchgehend zweifarbig, Pappband. ●●●●

Deutsche Grammatik
Ein Lern- und Übungsbuch. **(0704-3)** Von K. Schreiner, 112 S., kart. ●
Mehr Erfolg in der Schule
Deutsche Rechtschreibung und Grammatik
Übungen und Beispiele für die Klassen 5–10. **(4407-0)** Von K. Schreiner, 256 S., durchgehend zweifarbig, Pappband. ●●●

Richtiges Deutsch
Rechtschreibung · Zeichensetzung · Grammatik · Stilkunde. **(0551-2)** Von K. Schreiner, 128 S., 7 Zeichnungen, kart. ●
Mehr Erfolg in der Schule
Der Deutschaufsatz
Übungen und Beispiele für die Klassen 5–10. **(4271-X)** Von K. Schreiner, 240 S., 4 s/w-Fotos, 51 Zeichnungen, Pappband. ●●●

Aufsätze besser schreiben
Förderkurs für die Klassen 4–10. **(0429-X)** Von K. Schreiner, 144 S., 4 s/w-Fotos, 27 Zeichnungen, kart. ●●
Mehr Erfolg in Schule und Beruf
Besseres Deutsch
Mit Übungen und Beispielen für Rechtschreibung, Diktate, Zeichensetzung, Aufsätze, Grammatik, Literaturbetrachtung, Stil, Briefe, Fremdwörter, Reden. **(4115-2)** Von K. Schreiner, 444 S., 7 s/w-Fotos, 27 Zeichnungen, Pappband. ●●●

Richtige Zeichensetzung
durch neue, vereinfachte Regeln. Erläuterungen der Zweifelsfragen anhand vieler Beispiele. **(0744-4)** Von Prof. Dr. Ch. Stetter, 160 S., kart. ●

Diktate besser schreiben
Übungen zur Rechtschreibung für die Klasse 4–8. **(0469-9)** Von K. Schreiner, 152 S., 31 Zeichnungen, kart. ●

Besseres Englisch
Grammatik und Übungen für die Klassen 5 bis 10. **(0745-0)** Von E. Henrichs, 144 S., kart. ●●
Mehr Erfolg in der Schule
Englische Grammatik
Regeln und Übungen für die Klassen 5 bis 13 **(4431-3)** Von E. Henrichs-Kleinen, 256 S., durchgehend zweifarbig, Pappband. ●●●
FALKEN-Software
The Grammar-Master
Englische Grammatik üben und beherrschen
(7002-0) Diskette für den C 64/C 128 PC ●●●●*
Konvertierungen:
(7030-6) Diskette für IBM PC + Kompatible, mit Begleitheft. ●●●●●*
(7031-4) Diskette für Atari ST 520/1040, mit Begleitheft. ●●●●●*
(7032-2) Diskette für Amiga, mit Begleitheft. ●●●●●*
FALKEN-Software
Take a Trip to Britain
(7004-7) Von reLine, Diskette für C 64/C 128 PC, mit Begleitheft. ●●●●●*
Konvertierungen:
(7039-X) Diskette 5 1/4'' für IBM PC + Kompatible, mit Begleitheft. ●●●●●*

FALKEN-Software
Vokabeltrainer Englisch
Von B. Hoppius. **(7001-2)** 2 Disketten für C 64/C 128 PC, mit Begleitheft. ●●●●●*
(7007-1) Wendediskette für Atari ST 520/1040, mit Begleitheft. ●●●●●*
FALKEN-Software
Vokabel Trainer Französisch
Über 2000 Vokabeln und Redewendungen
(7018-7) Systemdiskette u. Wendediskette für C 64/C 128 PC, mit Begleitheft,
(7019-5) Diskette für IBM-PC und Komp., mit Begleitheft ●●●●●
FALKEN-Software
Bon voyage
Spielend Französisch lernen mit dem Computer
(7036-5) Diskette für IBM PC + Kompatible, mit Begleitheft. ●●●●●*
Konvertierungen:
(7042-X) Diskette für Atari ST 520/1040, mit Begleitheft. ●●●●●*
(7043-8) Diskette für Amiga, mit Begleitheft. ●●●●●*
FALKEN-Software
Vokabel Trainer Latein
(7022-5) Von B. Hoppius, Wendediskette für C 64/C 128 PC, mit Begleitheft. ●●●●●
Konvertierungen:
(7033-0) Diskette für IBM PC + Kompatible, mit Begleitheft. ●●●●●*

Schnell und sicher zum Führerschein
Tips und Tricks aus 30jähriger Fahrschul-Praxis. **(0921-0)** Von O. Einert, 152 S., 156 Farbfotos, 161 z.T. farb. Zeichnungen, kart. ●●
FALKEN-Software
Schnell und sicher zum Führerschein
Intensivtraining mit dem amtlichen Fragenkatalog
(7011-X) Diskette für C 64/C 128 PC, mit Begleitheft und Fragenkatalog. ●●●●●*
Konvertierungen:
(7024-1) Diskette für Atari ST 520/1040, mit Begleitheft. ●●●●●*
(7029-2) Diskette für Amiga, mit Begleitheft. ●●●●●*

Die neue Lebenshilfe **Biorhythmik**
Höhen und Tiefen der persönlichen Lebenskurven vorausberechnen und danach handeln. **(0458-3)** Von W. A. Appel, 157 S., 63 Zeichnungen, Pappband. ●●
Wie Sie im Schlaf das Leben meistern
Schöpferisch träumen
Der Klartraum als Lebenshilfe
(4258-2) Von Prof. D. P. Tholey, K. Utecht. 280 S., 1 s/w-Foto, 20 Zeichn., Pbd. ●●●
Falken-Handbuch **Astrologie**
Charakterkunde · Schicksal · Liebe und Beruf Berechnung und Deutung von Horoskopen · Aszendententabelle. **(4068-7)** Von B.A. Mertz, 342 S., mit 60 erläuternden Grafiken, Pappband.●●●

Wahrsagen mit Tarot-Karten
(0482-6) Von E.J. Nigg, 112 S., 4 Farbtafeln, 52 s/w-Abb., Pappband. ●
Selbst wahrsagen mit Karten
Die Zukunft in Liebe, Beruf und Finanzen
(0404-4) Von R. Koch, 80 S., 252 Abb., Pappband. ●
Die 12 Tierzeichen
Chinesisches Horoskop
(0423-0) Von G. Haddenbach, 128 S., Pappb. ●

Die 12 Sternzeichen
Charakter, Liebe und Schicksal. **(0385-4)** Von G. Haddenbach, 136 S., kart. ●●

Partnerschaftshoroskop
Glück und Harmonie mit Ihrem Traumpartner. **(0587-3)** Von G. Haddenbach, 112 S., 11 Zeichnungen, kart. ●
Sternstunden
für Liebe, Glück und Geld, Berufserfolg und Gesundheit. Das ganz persönliche Mitbringsel.für **Widder (0621-7)**, **Stier (0622-5)**, **Zwillinge (0623-3)**, **Krebs (0624-1)**, **Löwe (0625-7)**, **Jungfrau (0626-8)**, **Waage (0627-6)**, **Skorpion (0628-4)**, **Schütze (0629-2)**, **Steinbock (0630-6)**, **Wassermann (0631-4)**, **Fische (0632-2)** Von L. Cancer, 62 S., durchgehend farbig, Zeichnungen, Pappband. ●
Im Zeichen der Sterne
(0951-8) Der feurige Widder
(0952-6) Der willensstarke Stier
(0953-4) Die vielseitigen Zwillinge
(0954-2) Der feinfühlige Krebs
(0955-0) Der königliche Löwe
(0956-9) Die zuverlässige Jungfrau
(0957-7) Die charmante Waage
(0958-5) Der leidenschaftliche Skorpion
(0959-3) Der temperamentvolle Schütze
(0960-7) Der treue Steinbock
(0961-5) Der selbstbewußte Wassermann
(0962-3) Die romantischen Fische
Von G. Haddenbach, 64 S., 35 Farbfotos, Pappband. ●

Humor und Unterhaltung

Heitere Vorträge
(0528-8) Von E. Müller, 128 S., 14 Zeichnungen, kart. ●
So feiert man Feste fröhlicher
Heitere Vorträge und Gedichte
(0098-7) Von Dr. Allos, 96 S., 15 Abb., kart. ●

Heitere Vorträge und witzige Reden
Lachen, Witz und gute Laune
(0149-5) Von E. Müller, 104 S., 44 Abb., kart. ●
Lustige Vorträge für fröhliche Feiern
(0284-X) Von K. Lehnhoff, 96 S., kart. ●
Da lacht das Publikum
Neue lustige Vorträge für viele Gelegenheiten. **(0716-7)** Von H. Schmalenbach, 96 S., kart. ●
Humor und Stimmung
Ein heiteres Vortragsbuch
(0460-5) Von G. Wagner, 112 S., kart. ●
Gereimte Vorträge
für Bühne und Bütt. **(0567-9)** Von G. Wagner, 96 S., kart. ●
Narren in der Bütt
Leckerbissen aus dem rheinischen Karneval
(0216-5) Zusammengestellt von T. Lücker, 112 S., kart. ●
Damen in der Bütt
Scherze, Büttenreden, Sketche
(0354-4) Von T. Müller, 136 S., kart. ●
Rings um den Karneval
Karnevalsscherze und Büttenreden
(0130-4) Von Dr. Allos, 144 S., 2 Zeichnungen, kart. ●●
Wir feiern Karneval
Festgestaltung und Reden für die närrische Zeit. **(0904-6)** Von M. Zweigler, 120 S., 7 Zeichnungen, kart. ●
Helau und Alaaf 1 Närrisches aus der Bütt
(0304-8) Von E. Müller, 112 S., 4 Zeichnungen, kart. ●
Helau und Alaaf 2
Neue Büttenreden für Sie und Ihn
(0477-X) Von E. Luft, 96 S., kart. ●

Helau und Alaaf 3
Neue Reden für die Bütt. **(0832**-5) Von H. Fauser, 112 S., 13 Zeichnungen, kart. ●

Helau und Alaaf 4
Neue Büttenreden für Sie und Ihn **(0983**-6) Hrsg. H. Fauser, 96 S., 15 s/w-Zeichn., zahlreiche Vignetten, kart. ●

Locker vom Hocker
Witzige Sketche zum Nachspielen **(4262**-0) Von W. Giller, 144 S., 41 Zeichnungen, Pappband. ●●

Sketche und Blackouts zum Nachspielen
(0941-0) Von E. Cohrs, 112 S., 12 Zeichnungen, kart. ●

Sketche und spielbare Witze
für bunte Abende und andere Feste. **(0445**-1) Von H. Friedrich, 112 S., 7 Zeichnungen, kart. ●

Sketche
Kurzspiele zu amüsanter Unterhaltung. **(0247**-5) Von M. Gering, 96 S., 4 s/w-Zeichnungen, kart. ●

Vorhang auf!
Neue Sketche für jung und alt. **(0898**-8) Von H. Pillau, 96 S., 22 Zeichnungen, kart. ●

Witzige Sketche zum Nachspielen
(0511-1) Von D. Hallervorden, 112 S., kart. ●●

Tolle Sketche
mit zündenden Pointen – zum Nachspielen. **(0656**-X) Von E. Cohrs, 112 S., kart. ●

Vergnügliche Sketche
(0476-1) Von H. Pillau, 96 S., 7 Zeichn., kart. ●

Lustige Sketche
Kurze Theaterstücke für Jungen und Mädchen
(0669-1) Von U. Lietz, U. Lange, 96 S., kart. ●

Spielbare Witze für Kinder
(0824-4) Von H. Schmalenbach, 112 S., 30 Zeichnungen, kart. ●

Witze
Lachen am laufenden Band **(4241**-8) Von J. Burkert, D. Kroppach; 400 S., 41 Zeichnungen, Pappband. ●●

Die besten Kalauer
(0705-1) Von K. Frank, 112 S., 12 Zeichnungen, kart. ●

Die besten Beamtenwitze
(0574-1) Von W. Pröve, 96 S., 39 Zeichnungen, kart. ●

O frivol ist mir am Abend
Pikante Witze von Fred Metzler. **(0388**-9) Von F. Metzler, 128 S., mit Karikaturen, kart. ●

Fips Asmussens Witze
am laufenden Band
(0461-3) 96 S., kart. ●

Spaßvögel
Über sexhundert komische Nummern **(0888**-0) Von E. Zeller, mit Limericks von W. Müller, 220 S., 200 Vignetten, kart. ●

Heller Wahnwitz
(0887-2) Von D. Kroppach, 220 S., 200 Vignetten, kart. ●

Die Kleidermotte ernährt sich von nichts, sie frißt nur Löcher
Stilblüten, Sprüche und Widersprüche aus Schule, Zeitung, Rundfunk und Fernsehen. **(0738**-8) Von P. Haas, D. Kroppach, 112 S., zahlreiche Abb. kart. ●

Witzig, witzig
(0507-5) Von E. Müller, 128 S., 16 Zeichnungen, kart. ●

Die besten Kinderwitze
(0757-4) Von K. Rank, 112 S., 20 Zeichnungen, kart. ●

Ich lach mich kaputt!
Die besten Kinderwitze
(0545-8) Von E. Hannemann, 96 S., 10 Zeichnungen, kart. ●

Lach mit!
Witze für Kinder, gesammelt von Kindern. **(0468**-0) Von W. Pröve, 96 S., 17 Zeichnungen, kart. ●

Die besten Kurzgeschichten von Mark Twain
(4458-5) Ausgewählt von D. Zimmer, 128 S., Pappband. ●

Kritik des Herzens
Heiter-besinnliche Verse von Wilhelm Busch
(4459-3) Herausgegeben von D. Zimmer, 96 S., Pappband. ●

Die schönsten Galgenlieder von Christian Morgenstern
(4460-7) Ausgewählt von D. Zimmer, 128 S., Pappband. ●

Scherz und Satire von Roda Roda
(4462-3) Ausgewählt von D. Zimmer, 112 S., Pappband. ●

Beliebte Autoren des 19. Jahrhunderts
Englischer Humor
(4463-1) Ausgewählt von D. Zimmer, 112 S., Pappband. ●

Spiele und Denksport

Neues Buch der siebzehn und vier Kartenspiele
(0095-2) Von K. Lichtwitz, 96 S., kart. ●

Alles über Pokern
Regeln und Tricks, **(2024**-4) Von C.D. Grupp, 112 S., 29 Kartenbilder, kart. ●

Rommé und Canasta
in allen Variationen. **(2025**-2) Von C.D. Grupp, 88 S., 24 Zeichnungen, kart. ●

Doppelkopf, Schafkopf, Binokel, Cego, Tarock und andere Stammtischspiele. **(2015**-5) Von C.D. Grupp, 112 S., kart. ●

Black Jack
Regeln und Strategien des Kasinospiels. **(2032**-3) Von K. Kelbratowski, 88 S., kart. ●

Spielend Skat lernen
unter freundlicher Mitarbeit des Deutschen Skatverbandes. **(2005**-8) Von Th. Krüger, 120 S., 181 s/w-Fotos, 22 Zeichn., kart. ●

Falken-Handbuch Patiencen
Die 111 interessantesten Auslagen **(4151**-9) Von U.v.Lyncker, 216 S., 108 Abbildungen, Pappband. ●●●

Patiencen
in Wort und Bild. **(2003**-1) Von I. Wolter-Rosendorf, 120 S., kart. ●

Neue Patiencen
(2036-8) Von H. Sosna, 160 S., 43 Farbtafeln, kart. ●●

Falken-Handbuch Bridge
Von den Grundregeln zum Turnierspiel **(4092**-X) Von W. Voigt und K. Ritz, 280 S., 792 Zeichnungen, gebunden. ●●●●

Spielend Bridge lernen
(2012-0) Von J. Weiss, 96 S., 58 Zeichnungen, kart. ●

Präzisions-Treff im Bridge
(2037-6) Von E. Jannersten, 152 S., kart. ●

Spieltechnik im Bridge
(2004-X) Von V. Mollo und N. Gardener, deutsche Adaption Von D. Schröder, 152 S., kart. ●●●

Besser Bridge spielen
Reiztechnik, Spielverlauf und Gegenspiel. **(2026**-0) Von J. Weiss, 144 S., 60 Diagramme, kart. ●●

Kartentricks
(2010-4) Von T.A. Rosee, 80 S., 13 Zeichnungen, kart. ●

Neue Kartentricks
(2027-9) Von K. Pankow, 104 S., 20 Abb., kart. ●

Das japanische Brettspiel Go
(2020-1) Von W. Dörholt, 104 S., 182 Diagramme, kart. ●

Mah-Jongg
Das chinesische Glücks-, Kombinations- und Gesellschaftsspiel. **(2030**-9) Von U. Eschenbach, 80 S., 30 s/w-Fotos, 5 Zeichn., kart. ●

Backgammon
für Anfänger und Könner. **(2008**-2) Von G.W. Fink und G. Fuchs, 104 S., 41 Abb., kart. ●

Das Backgammon-Handbuch
(4422-4) Von E. Heyken, M.B. Fischer, 232 S., 400 Abbildungen, Pappband. ●●●●

Würfelspiele
für jung und alt. **(2007**-4) Von F. Pruss, 112 S., 21 s/w-Zeichnungen, kart. ●

Roulette richtig gespielt
Systemspiele, die Vermögen brachten **(0121**-5) Von M. Jung, 96 S., zahlreiche Tabellen, kart. ●

Gesellschaftsspiele
für drinnen und draußen. **(2006**-6) Von H. Görz, 112 S., kart. ●

Spiele für Party und Familie
(2014-7) Von Rudi Carrell, 80 S., 22 Zeichnungen kart. ●

Neue Spiele für ihre Party
(2022-8) Von G. Blechner, 112 S., 54 Zeichnungen, kart. ●

Lustige Tanzspiele und Scherztänze
für Partys und Feste. **(0165**-7) Von E. Bäulke, 80 S., 53 Abb. kart. ●

Das Spiel mit der Schwerkraft
Jonglieren
mit Bällen, Keulen, Ringen und Diabolo **(1009**-5) Von S. Peter, 80 S., 149 Farbfotos, kartoniert. ●●

Magische Zaubereien
(0672-1) Von W. Widenmann, 64 S., 31 Zeichnungen, kart. ●

Zaubertricks für Anfänger und Fortgeschrittene
(0282-3) Von J. Merlin, 160 S., 113 Abb., kart. ●●

Zaubern
einfach – aber verblüffend. **(2018**-X) Von D. Bouch, 84 S., 41 Zeichnungen, kart. ●

Scherzfragen, Drudel und Blödeleien
gesammelt von Kindern. **(0506**-7) Hrsg. von W. Pröve, 80 S., 57 Zeichnungen, kart. ●

Kinderspiele
die Spaß machen. **(2009**-0) Von H. Müller-Stein, 104 S., 28 Abb., kart. ●

Kinderspiele mit Buchstaben und Wörtern
(1041-9) Von Dr. U. Vohland, 96 S., 53 Zeichnungen, kartoniert. ●

Spiele für Kleinkinder
(2011-2) Von D. Kellermann, 80 S., 23 Abb., kart. ●

Spiel und Spaß am Krankenbett
für Kinder und die ganze Familie. **(2035**-X) Von H. Bücken, 96 S., 97 Zeichnungen, kart. ●

Spiele im Freien
(2038-4) Von G. Wagner, 88 S., 20 zweif. Zeichnungen, kartoniert. ●

Guten Tag, Kinder!
Neue Texte mit Spielanleitungen fürs Kasperletheater. **(0861**-9) Von U. Lietz, 96 S., 18 s/w-Zeichnungen, kart. ●

Kasperletheater
Spieltexte und Spielanleitungen · Basteltips für Theater und Puppen. (**0641**-1) Von U. Lietz, 114 S., 4 Farbtafeln, 12 s/w-Fotos, 39 Zeichnungen, kart. ●

Kindergeburtstage, die keiner vergißt
Planung, Gestaltung, Spielvorschläge. (**0698**-5) Von G. und G. Zimmermann, 104 S., 80 Vignetten, kart. ●

Kindergeburtstag
Vorbereitung, Spiel und Spaß. (**0287**-4) Von Dr. I. Obrig, 136 S., 40 Abb., 11 Zeichnungen, 9 Lieder mit Noten, kart. ●

Knobeleien und Denksport
(**2019**-8) Von K. Rechberger, 142 S., 105 Zeichnungen, kart. ●

Das Super-Kreuzwort-Rätsel-Lexikon
Über 150.000 Begriffe. (**4279**-5) Von H. Schiefelbein, 688 S., Pappband. ●●

Riesen-Kreuzwort-Rätsel-Lexikon
über 250.000 Begriffe. (**4197**-7) Von H. Schiefelbein, 1024 S., Pappband. ●●●

Computerbücher und Software

FALKEN Computer Lexikon
(**4185**-3) 312 S., 173 s/w-Fotos, Pbd. ●●●

Computer-Grundwissen
Eine Einführung in Funktion und Einsatzmöglichkeiten. (**4302**-3) Von W. Bauer, 176 Seiten, 193 Farb- und 12 s/w-Fotos, 37 Computergrafiken, kart. ●●● (**4301**) Pbd. ●●●●

Grundwissen Informationsverarbeitung
(**4314**-7) Von H. Schiro, 312 S., 59 s/w-Fotos, 133 s/w-Zeichnungen, Pappband. ●●●●

Computergrafik
Von den Grundlagen bis zum perfekten 3 D-Programm. (**4319**-8) Von A. Brück, 296 S., 20 Farbtafeln, 180 s/w-Grafiken, 50 s/w- Zeichn., 83 Listings, Pappband. ●●●●●

Daten-Fernübertragung
Vom Akustikkoppler bis zum lokalen Netzwerk
(**4325**-2) Von P.C. den Heijer, R. Tolsma, ca. 288 S., zahlreiche Abb., kartoniert. ●●●●●

Microsoft Excel
Tabellenkalkulationen, Geschäftsgrafik und Datenbank im Selbststudium für alle Versionen bis 2.1. Mit Tutor-Diskette.
(**4333**-3) Von P. Vogel, M. Hofmann, 176 S., 112 zweifarbigc Abb., kartoniert. ●●●●●

Microsoft Word
Textverarbeitung, MailMerge und Desktop Publishing im Selbststudium
Für alle Versionen bis 4.0
(**4328**-7) Von A. Görgens, 160 S., 120 Abbildungen, kart. ●●●●

dBASE III PLUS dBASE IV
Der einfache Weg zur individuell programmierten Datenbank
Mit Tutor-Diskette
(**4326**-0) Von P. Vogel, Th. Kregeloh, M. Hofmann, 272 S., 63 Abb., kart. ●●●●●

Open Access II
Textverarbeitung, Kalkulation und Datenverarbeitung im Selbststudium
(**4327**-9) Von A. Görgens, 184 S., 108 Abbildungen, kart. ●●●●

Desktop Publishing
Setzen und Drucken auf dem Schreibtisch.
(**4323**-6) Von A. Görgens, 120 S., 11 s/w-Fotos, 72 Abbildungen, kart. ●●●

Garantiert BASIC lernen mit dem C 128
Mit kompletter Kurs-Diskette
(**4321**-X) Von A. Görgens, 288 S., 4 s/w-Fotos, 83 Zeichnungen, kart. ●●●●●

WordStar Praxis professionell
Für die Versionen 3.4/3.45/4.0
Erweiterungen · Praxis-Tips · Datenaustausch · Desktop Publishing. (**4324**-4) Von A. Görgens, 172 S., 2 s/w-Fotos, 2 s/w- Zeichnungen, 116 s/w-Grafiken, kart. ●●●●

Desktop Publishing: Typographie und Layout
Seiten gestalten am PC. Für Einsteiger und Profis
(**4330**-9) Von Dr. H. D. Baumann, M. Klein, ca. 280 S., zahlreiche zweifarbige Abb., Pappband. ●●●●●

Einführung in Pascal
Garantiert Pascal lernen durch schrittweise Erarbeitung
(**4329**-5) Von R. Röder, ca. 160 S., durchgehend zweifarbig, kartoniert. ●●●●

Heimcomputer-Bastelkiste
Messen, Steuern, Regeln mit C 64-, Apple II-, MSX-, TANDY-, MC-, Atari- und Sinclair-Computern. (**4309**-0) Von G.A. Karl, 256 S., 160 Zeichnungen, kart. ●●●●

Schach mit dem Computer
(**0747**-7) Von D. Frickenschmidt, 140 S., 112 Diagramme, 29 s/w-Fotos, 5 Zeichnungen, kart. ●●

Einstellungstests
Die optimale Vorbereitung für Bewerber
(**7013**-6) Wendediskette für C 64/C 128 PC, mit Begleitheft. ●●●●*

Ego-Tests
Sich und andere besser erkennen und verstehen
(**7012**-8) Diskette für IBM PC und kompatible (MS DOS), mit Begleitheft. ●●●●●*

Schnell und sicher zum
Führerschein
Intensivtraining mit dem amtlichen Fragenkatalog
(**7011**-X) Wendediskette für C 64/C 128 PC, mit Begleitheft und Fragenkatalog.
(**7024**-1) für Atari ST 520/1040, mit Begleitheft
(**7029**-2) für Amiga, mit Begleitheft
●●●●●*

Maschinenschreiben
In 10 Tagen spielend gelernt
IBM PC und Kompatible
(**7008**-X) Disk. für C 64/C 128 PC, ●●●●*

Maschinenschreiben und Tastaturtraining für Computer
(**7009**-8) Von B. Hoppius, Diskette 5 1/4'' u. 3 1/2'' für IBM PC + Kompatible, mit Begleitheft. ●●●●●*

Das komplette Schachprogramm
(**7006**-3) Diskette für C 64/C 128 PC, mit Begleitheft ●●●●*

Zug um Zug Schach für jedermann 1
Offizielle Schach-Lernsoftware des Deutschen Schachbundes zur Erringung des Bauerndiploms
(**7015**-2) Diskette für C 64/C 128 PC mit Begleitheft,
(**7005**-1) Diskette für Atari ST 520/1040, mit Begleitheft. ●●●●●*

TEXAD
Text- und Adressenverwaltung
Mit Musterbriefen und Formularen für den privaten und geschäftlichen Bereich
(**7017**-9) für IBM-PC und Kompatible, Disk. 5 1/4'', mit Begleitheft. Einführungspreis bis 11.10. 90 **DM 198,–;** S 1980,–; Fr 193.30, danach **DM 258,–;** S 2580,–; Fr 251.70.
(**7048**-9) Diskette 3 1/2'', mit Handbuch.
●●●●●*
(**7049**-7) Demo-Version 5 1/4'', o. Handbuch. ●●*
(**7050**-0) Demo-Version 3 1/2'', o. Handbuch. ●●*

DOS-Tutor
DOS lernen, üben und beherrschen
(**7020**-9) Diskette 5 1/4'' für IBM PC + Kompatible, mit Begleitheft. ●●●●●*
(**7021**-7) Diskette 3 1/2'' für IBM PC + Kompatible, mit Begleitheft. ●●●●●*

Wirtschaftsrechnen in Beruf und Alltag
(**7037**-3) Diskette für IBM PC + Kompatible, mit Begleitheft. ●●●●●

Vokabeltrainer Englisch
Über 2000 Vokabeln und Redewendungen
(**7001**-2) 2 Disk. für C 64/C 128 PC, mit Begleitheft
(**7007**-1) Disk. für Atari ST 520/1040, mit Begleitheft. ●●●●●*

Take a Trip to Britain
Spielend Englisch lernen mit dem Computer
(**7004**-7) Diskette für C 64/C 128 PC, mit Begleitheft.
(**7039**-X) Diskette 5 1/4'' für IBM PC + Kompatible, mit Begleitheft. ●●●●●*

The Grammar Master
(**7002**-0) Diskette für C 64/C 128 PC, mit Begleitheft. ●●●●*
(**7030**-6) für IBM-PC + Kompatible, mit Begleitheft. ●●●●●*
(**7031**-4) für Atari ST 520/1040 mit Begleitheft. ●●●●●*
(**7032**-2) für Amiga, mit Begleitheft. ●●●●●*

Vokabeltrainer Französisch
Über 2000 Vokabeln und Redewendungen
(**7018**-7) Systemdisk. + Wendedisk. f. C 64/C 128 PC, (**7019**-5) Disk. für IBM-PC und Kompatible, mit Begleitheft. ●●●●●*

Bon voyage
Spielend Französisch lernen mit dem Computer
(**7036**-5) Diskette für IBM PC + Kompatible, mit Begleitheft. ●●●●●*

Vokabeltrainer Latein
Über 2000 Vokabeln und Redewendungen frei erweiterbar
(**7022**-5) Von B. Hoppius, 2 Wendedisketten für C 64/C 128 PC, mit Begleitheft.
(**7033**-0) Diskette für IBM PC + Kompatible, mit Begleitheft. ●●●●●*

Börsenfieber
Spielend spekulieren mit Geld und Aktien
(**7016**-0) für IBM-PC und Kompatible, Diskette 5 1/4'', mit Begleitheft.
(**7026**-8) für C 64/C 128 PC, mit Begleitheft,
(**7027**-6) für Atari ST 520/1040, mit Begleitheft,
(**7028**-4) für Amiga, mit Begleitheft.
●●●●●*
(**7044**-6) für IBM PC + Kompatible, Diskette 3 1/2'', mit Begleitheft. ●●●●●*
(**7038**-1) für C 64/128 C Kassette, mit Begleitheft. ●●●●●*

Video

Kochschule mit Paul Bocuse
Der Meisterkoch verrät die Geheimnisse der französischen Küche
(**6016**-5) VHS, 60 Min., in Farbe, mit Begleitheft. ●●●●●*

Hobby Aquarellmalen
Landschaft und Stilleben
(**6022**-X) VHS, 40 Min., in Farbe, mit Begleitheft. ●●●●*

Hobby Ölmalerei
Landschaft und Stilleben
(**6025**-4) VHS, 40 Min., in Farbe, mit Begleitheft. ●●●●*

Perfekt Stricken
Neue Techniken Schritt für Schritt
(6007-6) VHS, 51 Min., in Farbe, mit
Begleitheft.●●●●*

Hobby Salzteig
Rezepte/Techniken/Modelle
(6010-6) VHS, 35 Min., in Farbe, mit Begleitheft. ●●●*

Basteln mit Kindern
(6041-6) VHS, 60 Min., in Farbe, mit Vorlagen in Originalgröße, mit Begleitheft. ●●●*

Die Modelleisenbahn
Anlagenbau im Modultechnik
(6028-9) VHS, 30 Min., in Farbe. ●●●●*

Karate
Einführung und Grundtechniken
(6037-8) VHS, 45 Min., in Farbe, mit Begleitheft. ●●●●*

Fit und Gesund
Körpertraining und Bodybuilding zu Hause
(6013-0) VHS, 30 Min., in Farbe, mit Begleitheft. ●●●●*

Pflanzenjournal
Blumen- und Pflanzenpflege im Jahreslauf
(6036-X) VHS, 30 Min., mit Begleitheft.
●●●●*

Schnitt und Pflege von Bäumen und Sträu-
chern
(6050-5) VHS, 45 Min., in Farbe, mit Begleitheft. ●●●●*

Aktfotografie
Gestaltung/Technik/Spezialeffekte
Interpretationen zu einem unerschöpflichen
Thema
(6001-7) VHS, 60 Min., in Farbe, mit Begleit-
heft. ●●●●●*

Golf
(6053-X) VHS, 60 Min., in Farbe, mit Begleitheft. ●●●●●*

TELE-SKI
Skigymnastik perfekt
(6052-1) VHS, 60 Min., in Farbe, mit Begleitheft. ●●●●●*

**Internationale Deutsche Rallye-Meister-
schaft '89**
(6045-8) VHS, 60 Min., in Farbe, mit Begleitheft. ●●●●*

Videografieren
Technik/Bildgestaltung/Schnitt/Vertonung
Filmen mit Video 8
(6031-9) VHS,
(6033-5) Beta, (6034-3) Video 8,
60 Min., in Farbe, mit Begleitheft. ●●●●●*

Videografieren perfekt
Profitricks für Aufnahmetechnik und Nachbearbeitung
(6042-4) VHS, (6043-2) Beta, (6044-4)
Video 8, 60 Min., in Farbe, mit Begleitheft.
●●●●●*

Streicheleinheiten für Körper und Seele
Körper Massage
(6051-3) VHS, 45 Min., in Farbe, mit Begleitheft. ●●●●●*

Reiseziel New York
Die schönsten Sehenswürdigkeiten, präzise
Informationen, praktische Tips
(6048-3) VHS, 60 Min., in Farbe, mit Begleit-
broschüre. ●●●●●*

Reiseziel Kalifornien
San Franzisko und die schönsten Ziele in
Kalifornien.
Präzise Informationen und praktische Tips
(6049-1) VHS, 60 Min., in Farbe, mit Begleit-
broschüre. ●●●●●*

Reiseziel Florida
(6054-8) VHS, 60 Min., in Farbe, mit Begleitheft. ●●●●●*

Reiseziel USA
(6055-6) VHS, 60 Min., in Farbe, mit Begleitheft. ●●●●●*

Reiseziel Irland
(6059-9) VHS, 60 Min., in Farbe, mit Begleitheft. ●●●●●*

Reiseziel DDR
(6061-0) VHS, 60 Min., in Farbe, mit Begleitheft. ●●●●●*

Info-Tour USA
Die Highlights aus dem
FALKEN Reiseprogramm
(6060--2) VHS, 30 Min., in Farbe,
mit Begleitheft. ●

Gesund durch Gedankenenergie
Heilung im gemeinsamen Kraftfeld
(6035-1) VHS, 45 Min., in Farbe, mit Begleitheft. ●●●●●*

Körpersprache
verstehen und deuten
(6046-7) VHS, 60 Min., in Farbe, mit Begleitheft. ●●●●●*

Das erfolgreiche Vorstellungsgespräch
(6047-5) VHS, 60 Min., in Farbe, mit Begleitheft. ●●●●●*

Bestellschein

Erfüllungsort und Gerichtsstand für Vollkaufleute ist der jeweilige Sitz der
Lieferfirma. Für alle übrigen Kunden gilt dieser Gerichtsstand für das Mahn-
verfahren. Falls durch besondere Umstände Preisänderungen notwendig
werden, erfolgt Auftragserledigung zu dem bei der Lieferung gültigen Preis.

Ich bestelle hiermit aus dem Falken-Verlag GmbH, Postfach 11 20, D-6272 Niedernhausen/Ts., durch die Buchhandlung:

Ex. _____

Ex. _____

Ex. _____

Ex. _____

Name: _____ Datum: _____

Straße: _____

Ort: _____ Unterschrift: _____

Die hier vorgestellten Bücher, Videokassetten und Software sind in folgende Preisgruppen unterteilt:

● Preisgruppe bis DM 10,–/S 79,–/SFr.10 ●●● Preisgruppe über DM 20,– bis DM 30,– ●●●● Preisgruppe über DM 30,– bis DM 50,–
●● Preisgruppe über DM 10,– bis DM 20,– S 161,– bis S 240,– S 241,– bis S 400,–
S 80,– bis S 160,– SFr. 20,– bis SFr. 29,– SFr. 29,– bis SFr. 48,–
SFr. 10,– bis SFr. 20,– ●●●●● Preisgruppe über DM 50,–/S 401,–/SFr.48,– *(unverbindliche Preisempfehlung)

Die Preise entsprechen dem Status beim Druck dieses Verzeichnisses (s. Seite 1) – Änderungen, im besonderen der Preise, vorbehalten –